Ursula Karven

Diese verdammten Ängste

GOLDMANN
Lesen erleben

Buch

Schonungslos und ehrlich beschreibt Ursula Karven, wie sie nach einem schweren Unfall zurück zu Freude und Leichtigkeit gefunden hat. Ihr Buch ist eine Anleitung für den Umgang mit den Dämonen, die uns so oft im Nacken sitzen. Die wichtigsten Begleiter auf diesem Weg: Yoga, Achtsamkeit und eine klare Entscheidung zur Selbstliebe.

Autorin

Ursula Karven, Jahrgang 1964, arbeitete zu Beginn ihrer Karriere als Fotomodell, entdeckte dann das Schauspielfach und spielte in zahlreichen erfolgreichen Fernsehproduktionen, unter anderem in den Krimiserien *Die Kommissarin*, *SOKO Stuttgart* und im *Tatort*. Sie gilt als eine der Yoga-Pioniere in Deutschland, veröffentlichte mehrere erfolgreiche Bücher und DVDs zum Thema. Yoga und ihre positive Lebenshaltung halfen ihr dabei, schwere Schicksalsschläge, Ängste und Sorgen zu überwinden.

URSULA KARVEN

DIESE VERDAMMTEN ÄNGSTE

und wie wir an
ihnen wachsen

GOLDMANN

Wichtiger Hinweis:
Alle Ratschläge und Anwendungen in diesem Buch wurden von der Autorin sorgfältig recherchiert und in der Praxis erprobt. Dennoch können nur Sie selbst entscheiden, ob und inwieweit Sie diese Vorschläge umsetzen können und möchten. Lassen Sie sich in allen Zweifelsfällen zuvor durch einen Arzt oder Therapeuten beraten. Weder Autorin noch Verlag können für eventuelle Nachteile oder Schäden, die aus den im Buch gegebenen praktischen Hinweisen resultieren, eine Haftung übernehmen.

Dieses Buch ist in Zusammenarbeit mit Dr. Peter Schäfer entstanden.

MIX
Papier aus verantwortungsvollen Quellen
FSC® C021956
FSC
www.fsc.org

Penguin Random House Verlagsgruppe FSC® N001967

2. Auflage
Vollständige Taschenbuchausgabe September 2021

Umschlaggestaltung: UNO Werbeagentur, München,
unter Verwendung der Gestaltung von independent Medien-Design,
Horst Moser, München
Coverfoto: Björn Kommerell
Fotos im Innenteil: Ursula Karven
Lektorat: Daniela Weise
Bildredaktion: Angela Kotow
JG · Herstellung: cb
Satz: Uhl + Massopust, Aalen
Druck: Alcione, Trento
Printed in Italy
ISBN 978-3-442-22325-1
www.goldmann-verlag.de

INHALT

YOGATHERAPIE

ÜBUNGEN ZUR SCHMERZBEWÄLTIGUNG ZUM DOWNLOAD

Die Übungen dieses Downloads wurden von Ursula Karven zusammen mit Spezialisten ursprünglich zur Schmerztherapie nach Bandscheiben-Operationen entwickelt. Sie sind aber ganz hervorragend auch zur Bewältigung von Angstgefühlen geeignet: denn Schmerz ist Angst und Angst ist Schmerz.

Sie können die Übungen kostenlos herunterladen unter:
penguinrandomhouse.de/verdammteaengste

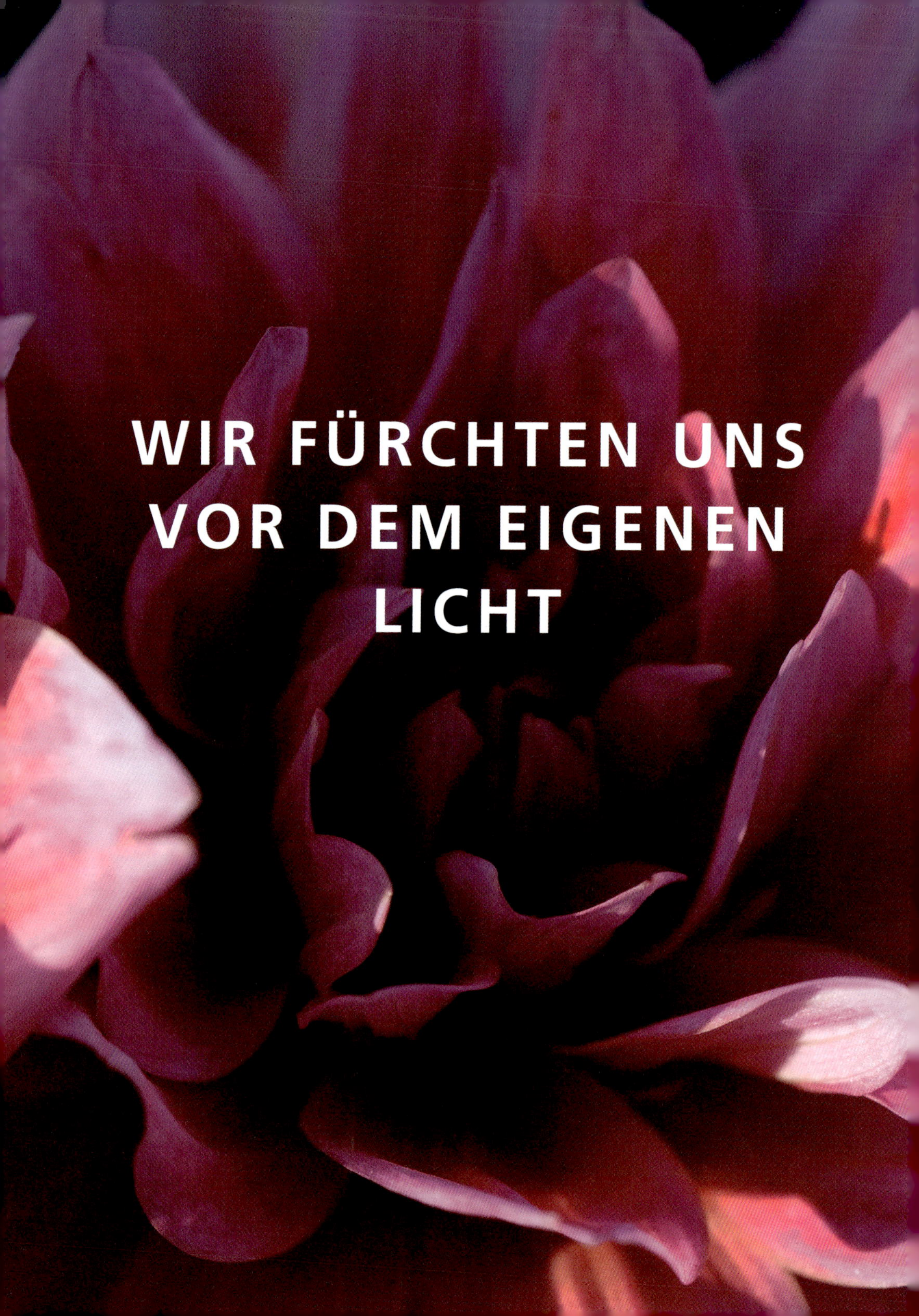

WIR FÜRCHTEN UNS
VOR DEM EIGENEN
LICHT

— August 2015. Upstate New York. Dreharbeiten. Eine interessante Hauptrolle, das Team ist eingespielt. Die Hälfte der Dreharbeiten liegt gerade hinter uns. Alle Schauspielerkollegen sind freundschaftlich verbunden, bringen einander Respekt entgegen und stützen sich gegenseitig. Ein wunderbarer Regisseur – die Arbeit macht großen Spaß.

Bevor wir mehrere Szenen mit einem Pferd drehen, soll und möchte ich mich mit dem Pferd vertraut machen, das ich im Film nur für kurze Momente reiten werde. Ich muss nur anreiten und anhalten, den Rest übernimmt ein Stuntman.

Das Nächste, woran ich mich erinnere, ist, dass das Pferd, nachdem ich einige Male losgeritten bin und gestoppt habe, mit mir durchgeht. Ich habe Todesangst. Trotz der unfassbaren Geschwindigkeit erlebe ich alles wie in Zeitlupe: die Stimmen und die Menschen, die versuchen, das Pferd irgendwie zum Anhalten zu bringen. Ich höre alles verzerrt, wie durch einen langen Tunnel. Ich habe den Impuls, meine Füße aus den Steigbügeln zu nehmen. Doch ich komme nicht dazu. Ich ahne, dass mich das Pferd an den Steigbügeln hängend durch die Reithalle schleifen würde. Mit einer Wahnsinnsgeschwindigkeit werde ich abgeworfen, schneller, als ich es realisieren kann.

Schnitt.

Ich komme zu Bewusstsein, liege auf dem Boden der Reithalle und kann kaum mehr atmen. Meine gesamte linke Seite schmerzt unfassbar, ich muss mir die Rippen gebrochen haben, fürchte ich. Vielleicht auch noch meine Hüfte. Mein Hals ist merkwürdig steif auf der rechten Seite.

Schnitt.

Im Krankenhaus. Notaufnahme. Da ich die Hauptrolle im Film spiele, mache ich mir Gedanken, wie ich am nächsten Morgen trotz dieser unerträglichen Schmerzen weiterdrehen kann, wie ich meinen Text ins Krankenhaus geliefert bekomme und die Wartezeit nutzen könnte, um ihn auswendig zu lernen. Nach Stunden Wartezeit taucht endlich der behandelnde Notarzt mit dem Ergebnis der CT-Untersuchung auf.

»Ich habe gute und schlechte Nachrichten«, sagt er. »Die gute ist, dass Sie hier sitzen und mit mir sprechen, die schlechte ist, dass Ihr Genick gebrochen ist.«

Schnitt.

Intensivstation. Luftbett. Ich bin festgeschnallt und hänge am Katheter. Überall Schläuche.

»Kann ich kurz aufstehen?«, hauche ich der Krankenschwester zu.

»Sie haben Bewegungsverbot!«, zischt sie empört. »Sind Sie verrückt? Ich habe hier Christopher Reeve gepflegt. Der hatte dieselbe Verletzung wie Sie. Bei ihm war der Wirbel eben nur quer und nicht längs gebrochen.« Christopher Reeve, denke ich, der Superman-Darsteller, der nach seinem Reitunfall Mitte der 90er-Jahre im Rollstuhl gesessen hatte. Den Rest seines Lebens hatte er eine mobile Beatmungshilfe getragen und um sein Leben gekämpft, bevor er 2004 verstarb. Und nun habe ich mir denselben Halswirbel wie er gebrochen?

Schnitt.

Drei Uhr morgens. Ein Neurologie-Spezialist kommt zu mir. »Sie haben ein wahnsinniges Glück gehabt, dass der Knochen nicht aufgesplittert ist. Wir können keine kleinen Partikel um den Bruch herum erkennen. Die hätten sofort einen Hirnschlag verursacht. Sie haben einen glatten Bruch des zweiten Halswirbels, es wird sich, so wie es jetzt scheint, alles wieder verknöchern, und alles wird mit größter Wahrscheinlichkeit wieder so wie vorher.«

Schließlich sagt er: »Don't ask why. Just say thank you.« Was für ein

Satz! Ich soll mich nicht fragen, warum mir so etwas passiert ist – ich soll einfach nur dankbar sein.

Schnitt.

Etwa fünf Monate später sagt mir mein behandelnder Arzt an der Charité, dass ich die bislang Tag und Nacht durchgetragene harte Halskrause zeitweise entfernen darf, damit sich die Halsmuskulatur langsam wieder aufbauen kann. Freundlich fügt er hinzu: »Am besten nicht schubsen lassen!«

Schnitt.

Von da an war mein Leben noch komplizierter als vorher. Ich war diszipliniert und hatte alles getan, was in meiner Macht stand, um meine Gesundung nicht zu gefährden. Ich hob nie etwas, und ich duschte und schlief mit Halskrause. Mein Bad richtete ich behindertengerecht ein, und meinen geliebten Hund gab ich in Pflege. Und nun sollte ich mich ohne die schützende Krause bewegen und mich möglichst »nicht schubsen lassen«?

Ab da versuchte ich, jede Erschütterung meines Körpers im Vorfeld auszuschließen. Ich konnte nicht zulassen und ertragen, dass jemand hinter mir ging. Autofahren kam nicht mehr infrage. Fliegen auch nicht. Nachts wachte ich mit dem Gefühl auf, ins unendlich Bodenlose zu fallen. Es gab dann keine Kontrolle, nur völlige Verzweiflung. Es wurde so schlimm, dass ich überhaupt nicht mehr schlafen konnte und mein ganzer Körper nur noch brannte.

Ich konnte mich auf nichts mehr konzentrieren. Yoga durfte ich nicht praktizieren, weil mein Körper zu schwach war. Es funktionierte nichts mehr in meinem Leben. Alles entglitt mir. Meine Freude, mein Lachen, mein Glück. Ich verließ das Haus kaum noch und wollte niemanden mehr treffen. Bei geschäftlichen Meetings, zu denen ich mich zwingen musste, fühlte ich mich wie in Watte gepackt, wie in einer anderen Welt. Ich konnte kaum verstehen, was die Anwesenden sagten, und war komplett dissoziiert. Tiefer und tiefer drehte ich mich in die Angstspirale hinein.

Ich wusste, dass ich es so allein nicht mehr schaffen konnte, und suchte mir therapeutische Hilfe. Eine posttraumatische Belastungsstörung wurde festgestellt. Im Lauf meiner Therapie erarbeitete ich mir viele Antworten auf viele Fragen. Weil ich eine zweite Chance, sozusagen ein neues Leben, bekommen hatte, wollte ich unbedingt mehr über meine versteckten Ängste wissen. **Ich wollte das mir zurückgeschenkte Leben so leben, dass die Angst nicht mehr so viel Raum darin einnahm.** Wollte mich nicht mehr von ihr bestimmen und manipulieren lassen. Ich wollte ein Leben ohne faule Kompromisse.

Viele Kompromisse, die ich bis dato eingegangen war, fielen mir überhaupt erst jetzt auf. Sie stellten sich mir in einem neuen Licht dar. Ich merkte, dass meine langjährige Liebesbeziehung nicht mehr erfüllt war. Sie basierte zu großen Teilen auf Angst. Aufgrund der Dankbarkeit, die ich empfand, weil mein Genickbruch so glimpflich ausgegangen war, konnte ich auf einmal aus einer unfassbaren Kraft und Entschlossenheit Entscheidungen treffen. Ich trennte mich von dem Mann, mit dem ich acht Jahre meines Lebens verbracht hatte. Auch beruflich wollte ich nur noch Schritte machen, die mich innerlich erfüllten.

Wahrscheinlich ist es überhaupt nicht ungewöhnlich, dass ein Genickbruch dazu führt, dass man über Kompromisse im Leben nachdenkt. Wer einen schweren Unfall erlebt hat, weiß, mit welcher Wucht einen die Angst ergreifen und das ganze Leben auf den Kopf stellen kann. Am Thema Angst hängen wiederum sehr viele andere Themen, und so führen von meinem Unfall viele Linien zu allen möglichen Momenten in meinem Leben, in denen ich Angst hatte – bis in mein tiefstes Inneres. Viele Kompromisse sind genau solche Angstbaustellen.

Die Angst blickte mich in der Zeit, in der ich mich ihr stellte, direkt aus dem Spiegel heraus an. Und ich tat das, was ich jedem raten kann – ich trat ein Stück vom Spiegel zurück, um das ganze Bild meines Lebens zu erkennen. Ich fragte mich: Wie findet man überhaupt heraus, was einen alles ängstigt und zu faulen Kompromissen führt? Welcher Schatten in uns macht uns so kompromissbereit, dass wir nicht mehr glücklich sein können? Dass wir uns nicht einmal trauen, das Licht darauf zu richten?

Weil ich, wie gesagt, nicht sofort mit dem Yoga anfangen durfte, widmete ich mich dem Schreiben. Es half mir sehr, alles zu notieren, wovor ich Angst hatte.

Die Liste wurde länger und länger…

Ich hatte Angst, allein zu sein, keinen anderen, geschweige denn passenderen Mann an meiner Seite zu finden, allein alt zu werden, beruflich außer Tritt und damit finanziell in eine existenzielle Schieflage zu geraten. Ich hatte Angst um meine Kinder, um meine Familie und um meine Freunde. Ich hatte Angst, nicht mehr erfolgreich zu sein, wenn ich Kompromisse einging. Als ich diese ganzen Ängste aufgeschrieben hatte, stellte mir meine Therapeutin am Ende die Frage: **Was würdest du tun, wenn du keine Angst hättest?**

Ganz ehrlich, ich hätte fast alles anders gemacht. Die ganze lange Liste war ein Beweis dafür, wie viele Kompromisse ich aus Angst in meinem Leben eingegangen war. Ich war angstbestimmt!

Die Beschäftigung mit dem Thema Angst zog also weite Kreise in meinem Leben und in meinen Entscheidungen. Mit meiner neu gewonnenen Erkenntnis konnte ich nun versuchen, zaghaft neue Wege zu beleuchten.

Und genau dieses Beleuchten hat mich letztlich Jahre später daran gehindert, das Buch zu schreiben, das sich der Verlag von mir ursprünglich gewünscht hat: ein Buch über die innere Strahlkraft und wie man mit ihr andere Menschen in seinen Bann ziehen kann. Doch je mehr ich mich damit beschäftigte, was uns glücklich macht oder was uns glücklich scheinen lässt, desto öfter stellte ich mir die Frage, was uns dabei stört, glücklich und zufrieden zu sein, was uns im Innersten daran hindert, die gewünschte Strahlkraft zu erlangen.

Man kann eigentlich überhaupt erst über Glück sprechen, wenn man sich damit beschäftigt, was unser Glück verhindert und kaputt macht. Und da war sie wieder: die Angst. Sie ist der große Blockierer in unserem Leben, sie ist der große Verhinderer, der uns häufig unbewusst und unmerklich niederdrückt, uns scheinbar grundlos Brust und Kehle zusammenschnürt und dafür sorgt, dass wir, anstatt energiegeladen und strahlend in die Welt zu sehen, unseren Blick scheu und distanziert über die Dinge und Menschen schweifen lassen. Wir sind nicht bei uns, wenn wir Angst haben. Wir sind nicht wir selbst, wenn unser Glück in einer Angstblockade feststeckt.

Gewissermaßen ist dieses Buch dann doch ein Buch über Strahlkraft geworden. Doch der Weg zur Strahlkraft, zum Glück, zum Losgelöstsein ist ein ganz anderer, als der Verlag am Anfang angenommen hatte. **Wir müssen uns dem stellen, was uns erzittern lässt.** Wir müssen, wenn die Angst anklopft oder ihre Schlingen um uns zieht, innehalten und dem ungebetenen Besucher ins Gesicht sehen: Dann haben wir die Chance zu verstehen, was mit uns passiert.

Erst dann spüren wir die Freiheit von unseren inneren Dämonen. Erst dann können wir wieder strahlen und leuchten. Erst dann können wir mit den schönen Worten von Marianne Williamson, der US-amerikanischen Bestseller-Autorin, sagen: »Nur das Licht in uns ist wirklich. Wir fürchten weniger die Dunkelheit in uns, wir fürchten uns mehr vor dem Licht in uns. Die Dunkelheit ist uns vertraut. Sie kennen wir.«[1] Williamson findet, dass wir uns selbst kleinmachen, indem wir unser Leben von Angst beherrschen lassen. Aus Angst, an die eigene Großartigkeit zu glauben, richten wir unser Leben in der Überzeugung ein, dass wir für viele Dinge nicht gut genug sind. Die Angst vor der eigenen Größe überwiegt sogar die Angst vor unserer Unzulänglichkeit. »Das Licht, der Gedanke, dass wir tatsächlich gut genug sein könnten, stellt eine derartige Bedrohung dar, dass es seine stärksten Kanonen ausfährt, um sich dagegen zu verteidigen.«[2] Diese Angst, die uns den Weg zu unserem wundervollen Selbst versperrt, sollten wir loslassen, wenn wir unser eigenes Leben leben wollen.

Es gibt also Ängste, die uns daran hindern zu strahlen. Ängste, von denen wir Schweißausbrüche und Herzrasen bekommen. Die zu endlosen Gedankenschleifen führen. Die uns den Atem rauben.

Je älter und somit wohl erwachsener ich werde, desto besser kann ich gute Ängste von schlechten Ängsten unterscheiden. Bei unseren Vorfahren lösten Instinkte Angst aus, damit sie sich schnell in Sicherheit bringen konnten, wenn der Himmel donnerte und die Erde bebte. Heute, dem natürlichen Lebensraum entrissen, haben wir hypermodernen Menschen mit anderen Bedrohungssituationen zu tun. Es gibt zwar noch die alten Instinkte, aber jetzt spielen Ängste eine ganz andere Rolle.

Nicht immer beziehen sich unsere Ängste auf etwas Konkretes. Man könnte sagen, dass sie viel komplizierter geworden sind. Wir merken und verstehen es oft nicht einmal, wenn (oder weshalb) wir Angst haben. Die Experten zu diesen Themen bieten uns unzählige Möglichkeiten, Angst und deren Symptome zu deuten – und irgendwie ist das alles so weit weg, theoretisch und unerreichbar. Es meint uns, aber es scheint irgendwie nicht wirklich zu uns zu passen.

Trotzdem versuchen wir, uns die Angst wissenschaftlich zu erklären. Und kaum haben wir etwas intellektuell durchschaut, fühlen wir uns ganz kurz beruhigt, um kurz darauf wieder vom gleichen Problem heimgesucht zu werden. Die Angstgefühle bleiben, ob der Verstand sie nun durchschaut hat oder nicht.

Es gibt eben verschiedene Arten des Verstehens. Nüchternes Verstehen halte ich nicht für nachhaltig. Es gibt auch ein ganz anderes, sehr viel effektiveres Verstehen – und damit sind wir beim Yoga angekommen.

Yoga spielt in meinem Leben eine große Rolle. Eigentlich habe ich aufgrund von körperlichen Beschwerden zum Yoga gefunden. Interessanterweise wurde es mir von einem Arzt verschrieben. Meine Wirbelsäule ist genetisch durch eine Skoliose total verschoben, und ich hatte schon als Teenager fürchterliche Rückenschmerzen.

Yoga war also zuerst als Kräftigung meines Muskelapparats gedacht, doch es wandelte sich nach vier Wochen Yogapraxis – ich konnte nach langer Zeit endlich wieder schmerzfrei gerade stehen – in ein tiefes Gefühl von Erkenntnis. Ich konnte nicht wirklich begreifen, was mit mir in einer Yogastunde geschah, außer dass ich ein großes Gefühl von unerklärlichem Frieden in mir spürte. Es war, als hätte ich einen Stecker in ein Universum gesteckt, von dem ich nicht einmal wusste, dass es tatsächlich existiert und so leicht zu finden ist – nämlich in uns selbst! Seitdem hat mir Yoga, ohne zu übertreiben, mehrfach das Leben gerettet, sowohl in physischer als auch in psychischer Hinsicht.

Vielleicht sollte ich noch erwähnen, dass mich der Notarzt nach meinem Pferdesturz gefragt hat: »What kind of sports do you do?«

»Yoga«, antwortete ich.

»Well, Yoga saved your life.«

Ich habe sofort verstanden, was er meinte, denn obwohl ich äußerlich sehr zerbrechlich wirke, habe ich ein starkes Muskelkorsett, das mich davor bewahrt hat, dass sich mein Kopf während meines Sturzes vom rasenden Pferd – und Zeugen haben mir erzählt, dass ich wirklich zuerst direkt mit meinem Kopf auf die Erde gestürzt bin – zweimal um sich selbst gewickelt hat. Ich bin körperlich entgegen meiner genetischen Disposition sehr stark geworden.

Yoga ist Übung. Eine Übung macht nur Sinn, wenn sie wiederholt wird. Wer Yoga praktiziert, weiß, wie flüchtig Momente der Steigerung sein können, weiß, wie wichtig Wiederholungen sind. Ein Yogi weiß, dass Erkenntnis kein kurzer Geistesblitz ist, der das Blatt mal eben für immer wendet. Er weiß, dass nachhaltige Erkenntnis ein langer Prozess ist, bei dem es auf Disziplin ankommt. Wer Yoga praktiziert, über sich und die Welt nachdenkt und seine Ängste und Reaktionen erkennt, der hat eine gute Chance, die Ängste in den Griff zu bekommen und sich mit ihnen am Ende vielleicht anzufreunden.

Yogaübungen helfen uns, im Hier und Jetzt anzukommen. Dieses Heimischwerden in der Gegenwart nehme ich als Yogapraktizierende mit nach Hause, mit zur Arbeit, mit in meine Beziehungen. Deshalb ist Yoga sehr viel mehr als ein neumodisches Entspannungs- oder Freizeitprogramm. **Was wir in dieser Kunst der Gegenwärtigkeit lernen, das transformiert unsere innere Haltung.** Wir müssen nicht zwingend auf einer Yogamatte stehen, um Yoga zu praktizieren. Zwar beginnen wir mit den Übungen auf der Matte, doch mit dieser Erfahrung werden wir auch in den alltäglichsten Situationen gegenwärtig sein und den Worten unseres Gegenübers immer unabgelenkter lauschen können, nach einer Weile Praxis sogar ohne heimlich unsere innere To-do-Liste zu checken. Auch das ist Yoga. Wir nennen es auch Achtsamkeit. Gut trainiert darin, ganz im Augenblick anzukommen, werden wir spüren, wie der Griff der Angst allmählich lockerer wird.

Wenn Sie, liebe Leserin und lieber Leser, nebenbei die Wissenschaft zur Ergründung zu Hilfe holen, ist das gut, auch ich mache es nicht anders, wenn ich mich über Psychologie und Neurologie informiere. Auf die neuesten Erkenntnisse in der Hirnforschung habe ich mich in letzter Zeit ganz neugierig gestürzt. Aber damit sich solche Erkenntnisse nachhaltig festsetzen können, machen wir Achtsamkeitsübungen.

Wie oft ist es mir schon so gegangen: Ich lese ein Buch, klappe es zu und fühle mich imstande, einen kleinen Vortrag darüber zu halten, was Angst ist. Und was ändert sich? Nichts. Leider.

Die Angst muss *innerlich* losgelassen werden. Doch selbst der Wille hierzu reicht oft nicht aus. Man kann aber das Loslassen selbst trainieren, als wäre es ein Muskel. **Ich kenne keine effektivere Kunst des Loslassens als Yoga.** Deswegen bin ich mir sicher, dass einer der besten Ratgeber zum Thema Angst nur ein Buch sein kann, welches das Atmen zur Grundlage der Bewältigung von Angst macht.

Es gibt Ängste, die jeder von uns kennt, etwa die Angst, Fehler zu machen, nicht akzeptiert zu werden oder nicht die richtige Entscheidung zu treffen. Wir sind in Sorge um das Wohlergehen von Familie und Freunden. Wir fürchten uns vor Prüfungen, vor dem Älterwerden, vor dem Alleinsein, vor dem beruflichen und sozialen Abstieg und vor den Dingen, die wir nicht beeinflussen können.

Kommt Ihnen das bekannt vor? Auch ich habe solche Ängste, das habe ich schon gesagt. Doch ich reagiere mittlerweile anders auf sie, weil ich nicht mehr zulasse, dass sie mich beherrschen. Manchmal gelingt es mir sogar, aus der Beschäftigung mit der Angst gestärkt hervorzugehen. Das fühlt sich dann an, als hätte ich eine Schlacht mit mir selbst gewonnen. Das Leben zwingt uns merkwürdigerweise manchmal dazu, durch einen langen Tunnel voller Verlustempfindungen und Trauer zu gehen. Auch wenn es am Anfang nicht so aussieht: Oft sind es die Lernphasen, die zur Helligkeit führen.

Der Weg zur Helligkeit kann das reinste Scheißchaos sein! Will man Wut und Verzweiflung in positive Energie umwandeln, so ist das harte, harte Arbeit. Auch ich muss wieder und immer wieder meine Hausaufgaben gründlich machen.

Über die hilfreiche Kraft der Gegenwärtigkeit habe ich Ihnen bereits einiges gesagt, über das Ankommen im Jetzt. Wenn Sie sich mit Yoga und Meditation schon mal beschäftigt haben, werden Sie wissen, dass es vor allem die bewusste Atmung ist, die hilft, uns zu erden und in der Gegenwart anzukommen, dem Teufelskreis des sorgenvollen täglichen Gehirnschlamassels, dem Mindfuck, zu entkommen. Yoga hat mir das Atmen überhaupt erst beigebracht.

Wir halten das Atmen für selbstverständlich. Das ist es aber nur insofern, als wir mithilfe der automatisch ablaufenden Atmung gut funktionieren können. Doch bewusstes Atmen ist sehr viel mehr als das. Es ist ein komplexes Feld, über das man sich austauschen kann und muss.

Bevor ich gleich die heilende Kraft des Yoga ausführlich erkläre, wünsche ich mir, dass Sie sich jetzt die Downloads der Yoga-Übungen (Link siehe Seite 9) ansehen und am besten gleich mit dem Üben anfangen. Die Übungen, die Sie dort finden, lassen sich perfekt in den Alltag integrieren – für jedes Zeitkontingent. Sie können sich das für Sie passende Trainingsprogramm aussuchen, größer oder kleiner, ganz wie Sie möchten. Wichtig ist nur, dass Sie Tag für Tag etwas Zeit dafür erübrigen, diszipliniert sind und dranbleiben. Yoga macht etwas mit einem. Wenn Sie üben.

Das Programm habe ich selbst entwickelt – zusammen mit führenden Experten auf dem Gebiet der Physiotherapie, Yogatherapie und Schulmedizin. Sie können mit diesen Übungen die Beweglichkeit verbessern, Schmerzen lindern, Beschwerden vorbeugen und Ihr inneres Gleichgewicht wiederherstellen. Das Training ist ebenso sanft wie hochwirksam. Gehen Sie auf die Matte. Fangen Sie einfach an. Jetzt.

Wenn Sie sich regelmäßig Zeit fürs Üben nehmen, werden Sie schon bald merken, wie sich durch das konzentrierte Atmen Verkrampfungen lockern und Blockaden lösen. Sie lernen, Blockaden bewusst wahrzunehmen, statt in sie hineinzudrücken oder sie zu ignorieren. Sie verweilen bei Ihren Blockaden, ohne sie zu bekämpfen oder zu bewerten. Gerade durch das Gegenteil dessen, was Sie normalerweise beim täglichen Umgang mit Ihren Blockaden oder auch Ängsten tun – nämlich, einen inneren Alarm auszulösen, sich zu verspannen und das Unangenehme zu verdrängen –, verschwinden sie, unsere inneren Plagegeister. Oder sie werden leiser. Dann atmen Sie endlich durch. Aber: Damit Körper und Geist das auch verinnerlichen, brauchen sie Wiederholung. Sie brauchen Übung und Disziplin. Ich bin ein großer Fan von Disziplin, auch wenn das Wort oft negativ besetzt ist. Denn sie hilft uns, Prioritäten zu setzen. Und letztlich führt uns das in die Freiheit.

Zuerst möchte ich mir im Folgenden zusammen mit Ihnen ansehen, was überhaupt mit uns passiert, wenn wir Angst haben. Dann beleuchten wir, wie Yoga dagegen helfen kann. Anschließend betrachten wir in den einzelnen Kapiteln die ganz großen Ängste, unter denen wir alle leiden: die Angst zu scheitern, die Angst nicht geliebt zu werden, die Angst vor dem Alleinsein und nicht zuletzt unsere Urangst: die Angst vor dem Tod. Am Ende des Buches geht es darum, wie Ängste sich in unseren Gewohnheiten verstecken, sodass wir sie gar nicht mehr wahrnehmen. Schließlich beschäftigen wir uns mit dem Thema, was wir dringend brauchen, um unsere Ängste zu besiegen und unser Strahlen zurückzugewinnen: Vertrauen und Selbstliebe!

Lassen Sie uns gemeinsam Licht darauf lenken, wie wir den Ängsten, Unsicherheiten, all den Dingen, die unser Leben verdunkeln, auf die Schliche kommen können!

»ES IST VOR ALLEM
DIE BEWUSSTE
ATMUNG, DIE UNS
HILFT, UNS ZU ERDEN
UND IN DER GEGENWART
ANZUKOMMEN.«

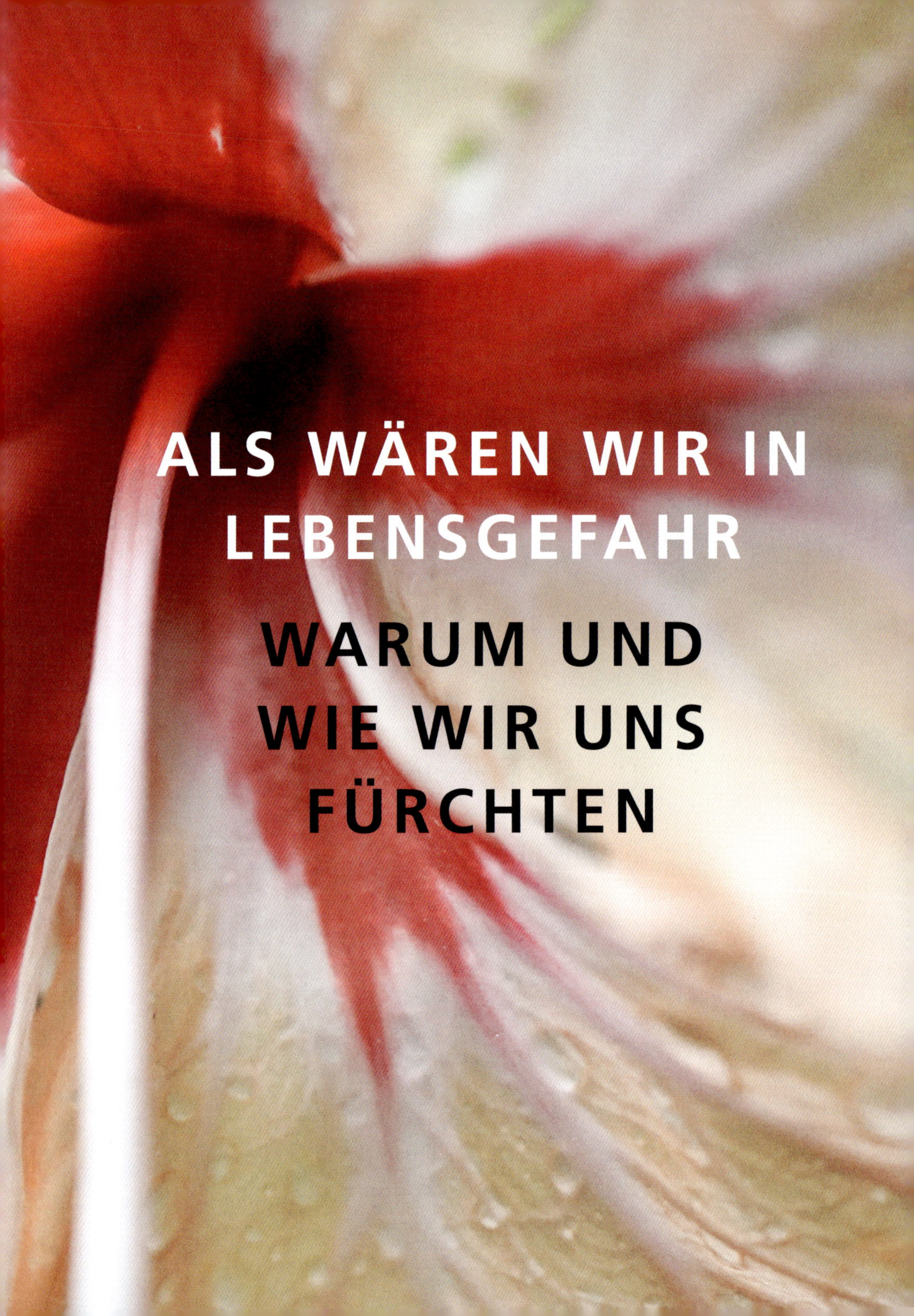

ALS WÄREN WIR IN LEBENSGEFAHR

WARUM UND WIE WIR UNS FÜRCHTEN

Die Angst kann uns auf ganz verschiedene Arten erfassen. Manchmal zieht sie in unserem Inneren wie ein Sturm auf und lähmt uns schlagartig. Oft merken wir gar nicht, dass sie das macht, um uns zu schützen. Zu laut scheppert das Donnergrollen in uns, als dass wir die Angst als Helfer willkommen heißen könnten. Statt in ihr einen Retter in der Not zu sehen, nehmen wir nur einen Tornado wahr, der alles mit sich reißen will.

Angst kann sich aber auch im Flüsterton an uns wenden. Ganz leise säuselt sie, während wir nach Glück strebend durchs Leben gehen, in unser Ohr: Das schaffst du nicht, das ist schon mal schiefgelaufen. Sie lässt uns an unseren Fähigkeiten zweifeln. So unangenehm diese Einflüsterungen auch sind: Die Angst meint es gut mit uns. Unser Gehirn ist darauf programmiert, Gefahren im Vorfeld zu erkennen.

Schon den Urmenschen hat die Angst als natürliches Gefahrenabwehrsystem gute Dienste geleistet. Es war stets von Vorteil, die Kurve zu kriegen, statt auf einen Abgrund zuzulaufen. Wer beim ersten Donnerschlag in eine Höhle lief, wurde nicht vom Blitz getroffen. Wir müssen uns bewusst machen, dass solche Angstroutinen zu unserer biologischen Grundausstattung gehören.

Doch die instinktive Angst ist ganz eindeutig eine begründete Angst. Das ist sie selbst dann, wenn der schlimmste Fall nicht eintritt, wenn auf die ersten Regentropfen kein Gewitter folgt. Angst sagt Ereignisse nicht voraus, sie warnt vor der Möglichkeit einer Gefahr.

Da sind aber auch Ängste, die uns unbegründet scheinen. Oder Phobien, die man sich mit nur wenigen anderen Menschen teilt. Oder Ängste, die auf Traumata oder schlechte Erfahrungen zurückgehen. Man hat etwas Schlimmes erlebt und fürchtet seitdem, dass es sich wiederholt. Außenstehende mögen eine solche Angst unbegründet finden, doch der Mensch, der an der Angst leidet, sieht die Sache anders: Er schützt sich vor einer unangenehmen Erfahrung, indem er jede Möglichkeit einer Wiederholung meidet.

Natürlich ist es sinnvoll, dafür zu sorgen, dass sich schlimme Erfahrungen nicht wiederholen. Das wissen alle Betroffenen. Wer eine Angststörung hatte oder hat, weiß, dass die rationale Erkenntnis nicht ausreicht. Man muss oft, besonders bei einer Traumatisierung, jahrelang trainieren, um wirklich innerlich zu verstehen, dass sich die Erschütterung nicht wiederholen muss, dass der Gefahrenalarm unbegründet geschlagen wird. Wird die Erfahrung nicht verarbeitet, dann wird sich daran erst einmal nichts ändern. Im Fall einer Traumatisierung ist die Angst zur Gewohnheit geworden.

Kampf-oder-Flucht-Reaktion

Der Schaltkreis der Angst sitzt im Gehirn. Mehrere Gehirnteile bilden zusammen das limbische System, das für die Verarbeitung von Emotionen zuständig ist. Teil dieses Systems ist die »Angstzentrale«[3] unseres Gehirns: die Amygdala.

Sie ist an unseren Reaktionen auf Angst stark beteiligt. Wenn wir mit einer bestimmten Sache eine Gefahr verbinden, schlägt die Angstzentrale Alarm und sorgt dafür, dass das Stresshormon Adrenalin in den Nebennieren freigesetzt wird: Der Pulsschlag beschleunigt sich, und die Durchblutung wird angeregt, damit wir, wie ursprünglich angelegt, fliehen können. Der US-amerikanische Physiologe Walter Cannon bezeichnete diesen Mechanismus 1915 als *fight or flight response* und prägte damit den Begriff der Kampf-oder-Flucht-Reaktion.

Adrenalin ist ein sofort und ziemlich kurz wirkendes Stresshormon, es macht uns fluchtbereit, aber es hat auch einen nützlichen Effekt: Wir werden konzentrierter, solange wir im Adrenalinrausch sind. Adrenalin hat noch ein Plus: Wurde die Stress- und Angstsituation erfolgreich gemeistert, schüttet der Körper Dopamin aus, unser Glückshormon.

Es passiert aber noch mehr in unserem Körper, wenn die Angstzentrale im Gehirn Alarm schlägt. Zehn bis fünfzehn Minuten nach dem Angstimpuls stellt die Amygdala sicher, dass der Körper vom Adrenalin zu einem anderen Stresshormon wechselt: zum Cortisol. Dadurch erreicht die Angst eine größere Dimension.

Cortisol wirkt entschieden länger als Adrenalin und kann den Körper in einen Dauerzustand der Angst versetzen, wenn kein Ende der Gefahrensituation gesehen wird. Cortisol hat wie Adrenalin zunächst eine positive Funktion: Es macht uns leistungsfähiger. Doch bei anhaltender Angst leiden viele Körperfunktionen unter dem Cortisolausstoß, vor allem unser Immunsystem. Wir werden anfällig für Krankheiten. Kein Wunder also, dass es mehr Adrenalinjunkies als Cortisoljunkies auf der Welt gibt.

Neuronale Manifestation von Ängsten

So weit, so gut – das war ein kurzer Blick auf die Wissenschaft. Ganz wichtig dabei: Unser Gehirn behandelt wirkliche und »nur ausgedachte« Gefahren komplett gleich, die körperliche Reaktion auf reale Bedrohungen oder auf unverarbeitete Traumata unterscheidet sich in null Komma nichts. Das muss man wirklich begreifen. **Selbst bei einer vorgestellten Gefahr passiert in unserem Körper dasselbe wie bei einer tatsächlichen Bedrohung.** Hierzu kenne ich eine schöne Geschichte aus dem alten Indien: Die Schlange und das Seil.[4]

Einmal kam ein Mann abends nach Hause. Da trat er in seinem Vorgarten auf eine Schlange. Schnell sprang er zur Seite, doch die Schlange hatte ihn schon gebissen. Sogleich spürte er, wie ihn die Lebenskräfte langsam verließen. Der Tod war in sein Blut eingedrungen, und es gab kein Entrinnen. Es musste eine Giftschlange gewesen sein, da war er sich ganz sicher.

Da kam eine alte Frau vorbei, die Dorfweise, und schaute sich die Wunde an. Sie stutzte, dann nahm sie eine Lampe und ging hinaus in den Vorgarten. Und was sah sie dort? Ein Seil! Daneben wuchs ein Dornenbusch. Als der Mann erschrocken zur Seite gesprungen war, hatte er sich an dem Busch die Wunde zugezogen und gedacht, es wäre ein Schlangenbiss.

Die Frau ging wieder hinein und rief dem Mann zu: »Du stirbst nicht. Das ist kein Schlangenbiss, das war nur ein Seil da draußen. Und deine Wunde ist nur eine Dornenwunde.«

Die ganze Zeit war nur das Seil wirklich gewesen. Woher kam die Schlange? Sie existierte lediglich in der Einbildung des Mannes. Die Panik und das Gefühl des Todes erlebte der Mann allerdings, als ob ihn wirklich eine Giftschlange gebissen hätte.

Unser Körper reagiert auf das, was uns ängstigt, genauso wie auf eine tatsächliche Bedrohung, ob wir es nun wollen oder nicht. Wir schwitzen, weil Überhitzung dafür sorgt, dass die chemischen Vorgänge in unserem Blut rascher ablaufen, alles in uns krampft sich zusammen – und das nur, weil unser Gehirn diese unangenehmen Gedanken wiederholt.

Für ständige Angst sind wir nicht gemacht

Die Angst verengt unsere Wahrnehmung auf das Ziel des Überlebens. Geflutet mit Stresshormonen reduziert der Körper seine Funktionen. Die Schmerzempfindlichkeit wird herabgesetzt. Auch unser Gedankenhorizont verengt sich: Es fällt uns schwer, an etwas anderes als die Gefahr zu denken. Wir bekommen einen Tunnelblick. Das alles passiert wie gesagt auch bei nicht begründeter Angst, und zwar so lange, »bis das Gehirn erkennt, dass keine Gefahr mehr besteht«. Denn: »Ein gut eingestelltes System wird aktiv, wenn es gebraucht wird und setzt sich aus, wenn es nicht mehr benötigt wird«, so der US-amerikanische Neurowissenschaftler Bruce McEwen. Kurz: Jeder Angstzustand muss vorbeigehen – schließlich heißt es ja Adrenalinkick und nicht Adrenalinsaison. Wenn nun die Angstzentrale im Gehirn nicht damit aufhört, Angstsignale auszusenden, kommt es zu einem andauernden Erregungszustand, in welchem »das natürliche Verteidigungssystem des Körpers außer Kontrolle gerät«. Genau so, wie es mir passiert ist. Die Folge können Schäden am Gehirn und auch am Herzen sein.[5] **Daher ist es wichtig, seinen Lebensstil umzustellen, wenn der durch Angstzustände ausgelöste Stress wiederkehrt.** Eine Änderung der Essgewohnheiten, mehr Sport und vor allem mehr Yoga sind die Lösungsansätze für dieses Problem. Denn wir müssen unserem Gehirn beibringen, dass wir tatsächlich nur im Mindfuck gefangen sind.

Verweilen statt flüchten

Und auch wenn unser Problem darin besteht, dass wir uns am liebsten immer wieder vor einer anstehenden oder plötzlichen Umwälzung im Leben drücken wollen, kann die Lösung nur sein, dass wir uns innerlich auf den Weg machen und uns der Sache stellen, so schwer und schmerzhaft das auch sein mag. Natürlich ist die Sorge um den Verlust des Arbeitsplatzes, das Ende einer Liebesbeziehung oder der Tod eines geliebten Menschen etwas ganz anderes als ein eingebildeter Räuber vor der Haustür. Doch unser Körper erlebt das Gefühl der ungewissen Angst auf dieselbe Art. Wir müssen einfach verstehen und erkennen, dass wir nicht zu lange im Panikmodus verweilen dürfen. (Selbstverständlich kann es in manchen Fällen erforderlich sein, sich professionellen therapeutischen Beistand zu suchen. Und wenn man das Gefühl hat, dass das angebracht wäre, sollte man das unbedingt tun.)

Wir müssen beobachten und akzeptieren, dass wir jetzt gerade unglücklich sind. Statt das Unglücklichsein zu verdrängen, sollten wir versuchen, es zu beobachten, und, wenn irgend möglich, es nicht bewerten. Wenn wir es schaffen wahrzunehmen, wie es uns wirklich geht, ohne uns dafür zu verurteilen, sind zwar nicht sofort alle Probleme gelöst. Auch werden wir dadurch die Vergangenheit nicht ungeschehen machen. Doch wir brechen aus dem Angstkreislauf aus, indem wir lernen, unser jetziges Dasein mit einer gewissen Distanz zu sehen.

Es beruhigt sofort, wenn wir derart achtsam mit uns sind. Die Angstzentrale im Gehirn (Amygdala) hört dann auf, Alarm zu schlagen. Es ist nicht alles perfekt, aber das kann es auch nicht immer sein. So, wie es jetzt ist, darf es sein! Jede Yogastunde, vor allem wenn sie in Shavasana, also in einer Rücken-Entspannungslage, endet, wird Ihnen helfen, das »So darf es sein« zu verinnerlichen. Die Häufigkeit der Angstalarme wird zurückgehen, wenn Sie diese Haltung in Gedanken, aber auch körperlich in Yoga-Übungen trainieren.

Berechtigt oder unberechtigt?

Ich habe Ihnen oben einige Beispiele für begründete Ängste genannt – typische Probleme moderner Menschen, die mit alten, archaischen Bedrohungen nichts mehr zu tun haben.

Wie steht es aber um alle anderen Ängste, bei denen wir uns gar nicht sicher sein können, ob sie begründet oder unbegründet sind? Die uns beschäftigen, unseren Atem hastig werden lassen, uns den Schlaf rauben, über die wir ungern mit jemandem sprechen, für die wir uns vielleicht sogar schämen, weil wir selbst nicht wahrhaben wollen, dass wir uns mit so etwas beschäftigen und dass uns all das so sehr aus der Fassung bringt? Wir erleben die Angst, spüren sie geradezu körperlich, haben wenig oder gar keine Lebensfreude mehr, selbst wenn unserem Verstand klar ist, dass die Sache reines Kopfkino ist.

Ist nun die Furcht vor einer anstehenden Präsentation in der Firma eine begründete beziehungsweise berechtigte Angst? Oder ist ein Gespräch mit einer Freundin oder einem Freund ein Grund, die halbe Nacht wach zu liegen? Was meinen Sie?

Ich meine Folgendes: Es ist schwierig, genau zu bestimmen, was eine begründete Angst ist. Wenn man der Meinung ist, dass man nur begründete Ängste hat, was bringt das? Nichts!

Überrascht? Gut so! Wer glaubt, nur begründete Ängste zu haben, ist nicht unbedingt jemand, der es sich leicht macht, Ängste loszulassen. Er ist zunächst jemand, der sagt, dass seine Ängste gewichtig sind.

Ihm bringen seine begründeten Ängste nur etwas, wenn er sich ihnen achtsam annähert, wenn er sie annimmt, ohne sie zu beurteilen oder zu bewerten.

Gegenbeispiel: Was bringt es, wenn man der Meinung ist, dass die eigenen Ängste grundlos sind? Auch nichts. Denn dann zieht man sich nur selbst herunter. Dann hat man nicht nur das Problem, dass man Ängste hat, sondern man wertschätzt auch überhaupt nicht die Ängste und die Situation, in der man sich befindet.

Sowohl begründete wie auch unbegründete Ängste hindern uns daran, uns so zu mögen, wie wir eben gerade sind. Deshalb müssen wir damit aufhören, Ängste zu hierarchisieren. Nehmen wir doch einfach alle unsere Ängste ernst, erlauben wir uns einfach, die Ängste zu haben, die wir haben. Das führt dazu, dass wir lernen, gut zu uns selbst zu sein. Und Selbstfürsorge – wir werden immer wieder darauf zu sprechen kommen – ist eines unserer großen Ziele.

Die Frage danach, ob wir Gründe oder keine Gründe für unsere Angst haben, ist letztlich nebensächlich. Hauptsache, wir reagieren gut und angemessen auf unsere Ängste, indem wir verweilen, statt zu flüchten.

Angst kann krank machen

Dauerhafte Angst kann uns langfristig schaden. Ebenso wie Stress kann sie sogar neuronale Schaltkreise und damit unsere Hirnstruktur verändern, wie eine Studie aus dem Jahr 2011 belegt, bei der niederländische Soldaten, die in Afghanistan stationiert waren, darüber befragt wurden, wie sie Kriegsbelastungen erlebten. Entscheidend bei der Bewältigung von Angst sei, wie stark der Einzelne die Bedrohung empfand.[6] Es geht also darum, wer in welcher Situation wie empfunden hat.

Wir sehen hier wieder, dass Angst zwar von der realen Stresssituation abhängt, aber auch vom individuellen Erleben – selbst dann, wenn andere in einer ganz ähnlichen Situation sind und alle eine sehr gut begründete Angst verspüren. Das macht uns noch einmal klar, dass es nicht viel bringt, die Grenze zwischen begründeter und grundloser Angst zu ziehen.

Angst ist, wenn man sie hat, ernst. Unser Körper vernachlässigt die Zellerneuerung, wenn wir Angst und Stress verspüren. **Bleiben wir in der Angst- und Stressspirale, wird unser Körper anfällig für verschiedene Krankheiten.** Auch wenn uns das vielleicht klar ist, kann es trotzdem sein, dass wir die Signale unseres Körpers nicht ernst genug nehmen. Wir sehen die jeweilige Krankheit als Zufallserscheinung, lassen uns krankschreiben, um dann wieder wie neu in den Alltag zu starten.

Erst wenn wir öfter krank werden, merken wir, dass da etwas grundsätzlich mit uns nicht stimmen könnte. Etwas Tieferes. Doch selbst dann kommen wir oft nicht auf die Idee, dass wir unter Anspannung, Stress und Angstgefühlen leiden. Wenn wir an Bluthochdruck, Verdauungsbeschwerden, Schlafstörungen oder Kopfschmerzen leiden, wagen wir uns vielleicht allenfalls so weit vor zu sagen: »Ich kann in letzter Zeit nachts nicht schlafen.« Aber wahrzunehmen, dass unser Inneres verängstigt ist und nicht mehr zur Ruhe kommt, wäre wohl ein zu großer Schritt.

Wir kratzen oft nur an der Oberfläche herum. Besonders auch den Männern fällt es schwer, den Problemen ins Gesicht zu sehen. Leider gehört es immer noch zum Bild vieler Männer, sich und anderen körperliche und besonders psychische Probleme nicht einzugestehen. »Männer haben keine Angst, sie sind nervös. Sie haben keine Panik, sondern nur ein Kreislaufproblem mit kurzem Schwindel«, wie Monika Preuk für den *Focus* schreibt.[7]

Angst manifestiert sich in Muskeln und Faszien

Dabei werden wir von den Medien gut darüber aufgeklärt, welche Auswirkungen Angst auf unseren Körper hat: Die Muskeln verspannen sich, und die Faszien verhärten sich.[8] Das Bindegewebe, das aus vielen Faszienfasern besteht und den ganzen Körper durchzieht, benötigt ein gutes Verhältnis aus faserigen und wässrigen Anteilen. Sinkt Letzterer, verhärten die Faszien, verlieren ihre rautenförmige Anordnung und verknoten. Die Folge ist fatal: »Die Faszien wachsen ineinander, verfilzen und beginnen, an allen Ecken und Enden miteinander zu verkleben. Dies hat zwangsläufig zur Folge, dass die Bewegungsmöglichkeit der Muskeln zunehmend eingeschränkt wird. Verhärtet sich das Fasziengewebe schließlich, wird das Beugen oder Strecken der Gelenke immer schmerzhafter.«[9] Verhärtete Faszien treiben die Verhärtung von Organen voran, sodass diese nicht mehr so gut Nährstoffe aufnehmen können.[10]

Den Körper verlangsamen

Es ist gut, dass es mittlerweile so viele Möglichkeiten des Faszientrainings gibt, doch ich finde, dass wir das Thema viel grundsätzlicher angehen müssen. Unser Hauptproblem ist, dass wir unterschätzen, wie ruhebedürftig wir sind, sogar wenn wir keine Ängste haben.

Umso tragischer ist es, dass wir uns nicht die Zeit nehmen, uns unseren Ängsten zuzuwenden, wenn es dringend nötig wäre. Wir schaufeln unsere Freizeit derart voll und lassen uns keinen Raum dafür zu spüren, wie es uns geht. Wir jagen von einem mit Terminen vollgepackten Tag zum nächsten. Endlich im Bett liegend und froh Erholung zu bekommen, merken wir, dass wir nicht die nötige Ruhe haben, um einzuschlafen. Die Gedankenmaschine rast, besonders dann, wenn wir den ganzen Tag über erfolgreich darin waren, unseren Bedürfnissen aus dem Weg zu gehen.

Wir merken, dass selbst der feste Entschluss, einmal täglich mindestens zehn Minuten zu ruhen und durchzuatmen, vielleicht sogar zu versuchen zu meditieren, zu einem stressigen Vorsatz geworden ist. **Wir kommen nicht dazu, die Ruhe in unser Leben zu lassen, obwohl wir sie so dringend benötigen.**

Mit dem Zur-Ruhe-Kommen ist es wie mit dem In-den-Urlaub-Fahren: Der Urlaub ist uns wichtig, daher planen und organisieren wir ihn möglichst im Voraus, damit wir in der Urlaubszeit abschalten können. Doch im Urlaub merken wir, dass die Urlaubsfreude und die Vorbereitungen uns nicht dabei helfen, den Verstand zu beruhigen – jedenfalls nicht die ersten zehn Tage lang.

Ähnlich fühlen wir uns in Anbetracht unserer sich nicht erfüllenden Meditationswünsche. Ich weiß aus eigener Erfahrung, dass man sich an dem allerschönsten Reiseziel leer fühlen kann. Und dass man zu Hause nicht automatisch zur Ruhe kommt, obwohl man sich so ein schönes Eckchen für die Yogapraxis hergerichtet hat.

Man muss für sich selbst herausfinden, wie man Ruhezeiten begehen kann und will. Es ist nicht nötig, von eben auf jetzt in die Ruhezeit zu starten, das ist ganz wichtig. Es kann uns helfen, erst einmal nur einen Gang runterzuschalten und uns etwas langsamer zu bewegen. Sie werden sehen, dass die Langsamkeit schwieriger, aber auch interessanter ist, als man sich das am Anfang vorstellt. Auch Kartoffeln zu schälen oder ein Malbuch auszumalen kann eine Art der Meditation sein – sofern wir dabei nur bei dieser einen Sache sind. Ja, alles kann Meditation sein, denn es geht darum, sich unabgelenkt der Sache zu widmen, die man gerade tut. Aber ich empfehle die Verlangsamung unserer Handlungen aus einem anderen Grund: Wir werden ruhiger, wenn wir etwas absichtsvoll achtsam erledigen, und wir sehen, dass es auch anders geht, als ständig von Punkt A nach Punkt B zu rennen.

Wir müssen einfach nur einmal unsere Bewegungen langsamer durchführen, dann können wir wahrnehmen, was uns umtreibt. Emotionen zeigen sich und die Chance wächst, diese ein Stück weit loszulassen, wenn wir uns auf die Ruhe eingestimmt haben. Denn rasend werden wir nicht Ruhe finden und unsere Ängste nicht loslassen können. Das klappt in einem Zustand der Achtsamkeit besser. Dann kann man die Gedanken an die Oberfläche kommen lassen, die sich ohnehin früher oder später gezeigt hätten. Und wenn sie kommen, flüchten wir uns nicht vor ihnen. Wir bewerten sie nicht. Wir lassen sie zu, bis sie sich lösen. Man könnte auch sagen: Indem wir unseren Körper verlangsamen, beruhigen wir unseren Verstand.

Die Angst richtig verorten

Es wird wieder Zeit für einen Ausflug in die Theorie. Wo sitzen eigentlich unsere Ängste? Wo genau werden sie gespeichert? Im Herzen? Im Gehirn? Im Brustkorb?

Ängste wurzeln entweder in unseren Instinkten oder in unserer Vergangenheit und sind Teil unseres emotionalen Erfahrungsgedächtnisses. Die Diplompsychologin und Autorin Maja Storch erklärt diesen Begriff in ihrem Buch *Das Geheimnis kluger Entscheidungen*, indem sie sich auf den Hirnforscher Gerhard Roth beruft: »Im emotionalen Erfahrungsgedächtnis wird das Wissen in Form von Gefühlen und Körperempfindungen gespeichert.«[11]

Was im emotionalen Erfahrungsgedächtnis gespeichert ist, spielt sich im Unbewussten ab – ganz im Gegensatz zu unserem bewussten Denken, welches in der Großhirnrinde, dem Cortex, also auf der nur drei Millimeter dünnen Hirnoberfläche, Raum findet.

Auch wenn wir uns des emotionalen Erfahrungsgedächtnisses nicht bewusst sind, kann es uns bei Entscheidungen, vor allem bei Bauchgefühlentscheidungen, sehr helfen und zu klugen Entschlüssen führen. Doch es kann eben auch dafür sorgen, dass wir durch unsere Ängste immer wieder von der Gegenwart abgelenkt werden. Das emotionale Erfahrungsgedächtnis erzeugt immer wieder »hartnäckig unangenehme Emotionen« in uns – und zwar immer dann, wenn wir »gelernt«[12] haben, uns in bestimmten Situationen schlecht zu fühlen. Wir müssen lernen, »wie man in solchen Fällen mit dem emotionalen Erfahrungsgedächtnis ins Reine kommen kann«.[13]

Angst verändert unsere Zellen

Das Gehirn ist jedoch nicht der einzige Ort, an dem unser Körper Erinnerungen speichert. Der ganze Körper verfügt über ein Gedächtnis! Der US-amerikanische Zellbiologe Bruce Lipton hat seine eigene Fachdisziplin revolutioniert, indem er herausgefunden hat, dass unsere Gedanken und Gefühle jede einzelne Zelle unseres Körpers auf molekula-

»WENN WIR DIE
ANGST NICHT BEWUSST
WAHRNEHMEN,
BESTIMMT SIE
UNSER LEBEN AUS
DEM VERBORGENEN.«

rer Ebene beeinflussen. Sein Buch *Intelligente Zellen*, das 2006 in den USA erschien, enthält im Kern den Gedanken, dass »das Leben einer Zelle durch ihre physische und energetische Umgebung bestimmt wird, und nicht etwa durch ihre Gene«.[14] Demnach sind wir nicht nur durch die Informationen in unserer DNA bestimmt. Auch die Umgebung unserer Zellen gibt den Ton an – und das ist unser Geist: Empfinden, Gedanken- und Gefühlswelt.

Anders gesagt: Unsere Zellen nehmen unser emotionales Wissen und unsere Erfahrungen in sich auf. Was wir denken und fühlen, geht an unseren Zellen nicht vorüber. Ganz im Gegenteil. Es ist erstaunlich, dass ausgerechnet so ein erfolgreicher Naturwissenschaftler uns auf die Wichtigkeit unserer Emotionen hinweist.

Unser ganzer Körper hat ein Gedächtnis. Unsere Zellen speichern einen Schock, sie nehmen ein Trauma in sich auf. Wir brauchen hierbei jedoch nicht bloß an Traumata oder an extreme Gewalterfahrungen zu denken. Für ein kleines Kind kann sich die Angst davor, die Mutter zu enttäuschen, lebensbedrohlich anfühlen. Tage und Wochen allein im Krankenhaus oder Nächte in einem dunklen Zimmer, Gefühle von Ausgeliefertsein und Hilflosigkeit – sie speichern sich oft in den ersten Lebensmonaten und -jahren tief im Zellgedächtnis ab.[15]

Vielleicht wurde man einst von einer Lehrerin, einem Lehrer oder irgendeinem anderen Erwachsenen bloßgestellt – und hat seither abgespeichert, dass man nichts Kluges zu sagen hat. So kann es kommen, dass immer, wenn man mit Widerspruch konfrontiert wird, das alte Angstmuster aktiviert wird. Es fällt einem schwer, den Mut aufzubringen, sein Herz zu öffnen und für sich selbst einzustehen. Vielleicht kann man sich an den Zwischenfall mit der Lehrerin nicht einmal mehr bewusst erinnern. Doch die Angst ist trotzdem da. Sie ist ein Hinweis, den man deuten und erst einmal ins Bewusstsein, ins rechte Licht rücken muss. Denn solange die Angst im Verborgenen sitzt, ist sie Gift für unseren Körper und unseren Geist.

Viele Kindheitserfahrungen stecken uns also bis ins Erwachsenenalter buchstäblich in den Knochen. Oftmals wird aus einer früheren Bedrohung eine Ängstlichkeit, die überdauert, auch wenn der reale Auslöser längst nicht mehr gegeben ist.

Ängste können erblich sein

Das in den Zellen gespeicherte emotionale Wissen wird sogar an spätere Generationen weitergegeben. Das erklärt auch, warum Menschen Phobien entwickeln, obwohl sie zum Beispiel noch nie in Berührung mit gefährlichen Spinnen gekommen sind.

Im Zweiten Weltkrieg hat eine ganze Generation schwer unter den Kriegserlebnissen gelitten: die Männer durch das, was sie an der Front sahen und taten, die Frauen durch die Angst um ihre Männer, die Nahrungsmittelknappheit, die Vergewaltigungen. Als wäre das nicht schlimm genug, ist die Angst auch noch den Nachkriegskindern buchstäblich in den Leib gefahren. Die Tatsache, dass über Kriegserlebnisse nur ungern gesprochen wurde, hat die Sache eher verschlimmert. **Je mehr verdrängt wurde, umso mehr Angst konnte über die Gene vererbt werden.**

Die Kinder der 50er- und 60er-Jahre sind geprägt von verdrängten und verheimlichten Ängsten. »Der Zweite Weltkrieg beeinflusst noch die Gene der Enkel«,[16] fasst Kurt-Martin Mayer für den *Focus* die neuesten Forschungsergebnisse zusammen. »Experten nennen den Zusammenhang ›epigenetisch‹ – die Gene mutieren nicht, aber ihre Funktion verändert sich, und diese Veränderung wird an die Nachkommen weitergegeben.«[17] Man stelle sich vor, die Ängste wie vieler Generationen wir in uns tragen! Ja, wir bekommen sogar Ängste mit auf unseren Lebensweg, ohne dass wir selbst entsprechende schlechte Erfahrungen gemacht hätten.

Um also unsere Ängste in ihrer Tiefe zu verstehen, ist es gut, wenn wir alles über unsere Eltern und Großeltern und über deren Gefühlsleben wissen. Es spielt eine Rolle, ob unsere Eltern offen mit uns über ihre Probleme geredet oder ob sie sie uns verheimlicht haben, vielleicht weil sie ihnen gar nicht bewusst waren. Wenn sie mit uns gesprochen haben, hatten wir eine Chance, unsere geerbte Angst zu relativieren, wenn nicht, dann konnte die Erbangst in uns hübsch florieren. Dennoch dürfen wir uns nicht abschrecken lassen: **Ja, wir bekommen unverschuldet fremde Ängste aufgeladen. Aber wir können uns auch von ihnen befreien.**

Jetzt, wo die Biologie, vor allem die Epigenetik, und auch die Psychologie sich darin einig sind, dass Lebenserfahrungen in Form von Gefühlen weitervererbt werden, können wir auf neue Erkenntnisse gespannt sein. Was aber können wir heute gegen diesen diffusen Mischmasch aus Ängsten tun, von dem wir oft nicht wissen, zu wie viel Prozent er aus eigenen und aus fremden Ängsten besteht?

Das Gegenmittel gegen beide Arten von Ängsten ist bereits jetzt gut bekannt: Achtsamkeit. Für die vererbten Ängste gilt nämlich das, was für die *eigenen* Ängste gilt: Diese Ängste gehören nun mal zu uns, und wir müssen sie beachten lernen. Sobald wir sie in Ruhe wahrnehmen können, verlieren sie ihre dämonische Wirkung und ziehen ans uns vorüber.

Achtsamkeitsbasierte Verfahren haben Konjunktur

Weil die körperlich herausfordernden *und* die ruhigeren Yoga-Übungen unsere Achtsamkeit trainieren, ist Yoga einer der besten Wege, sich den eigenen Ängsten zu stellen.

Wie sehr fernöstliche Achtsamkeitstechniken eine gute Antwort auf die Frage nach der Überwindung von Angst sind, sieht man daran, dass sie die Wissenschaft und Psychotherapie im Westen revolutioniert haben: Meditation hat positive Auswirkungen auf das Gehirn, die sich wissenschaftlich messen lassen.

Schon in den 1970er-Jahren entwickelte der Mediziner Jon Kabat-Zinn eine westliche Variante davon, die unter dem Namen *Mindfulness Based Stress Reduction* (MBSR) bekannt ist. Diese moderne Art der Meditation dient der Reduzierung von Stress und der Bewältigung von Angst oder Depressionen. Man lernt, einen Zwischenschritt einzubauen zwischen dem Reiz (der Angst oder des Stressfaktors) und der Reaktion. Kabat-Zinn brachte mit seiner Arbeit viele Steine ins Rollen, weil nach ihm zahlreiche andere Therapieansätze entwickelt wurden, unter anderem die *Akzeptanz- und Commitmenttherapie* (ACT).

Bei den achtsamkeitsbasierten Verfahren lernt man, das Gefühl, das man hat, nicht mehr zu unterdrücken, man steigert sich aber auch nicht mehr hinein. Inspiriert von den Erfolgen der MBSR haben drei anerkannte Wissenschaftler – Zindel Segal, Mark Williams und John Teasdale – in den 90er-Jahren die achtsamkeitsbasierte kognitive Therapie (MBCT: *Mindfulness-Based Cognitive Therapy)* entwickelt. Dabei wird das Augenmerk auf die Zusammenhänge von Gedanken, Stimmungen und Körperempfindungen gelegt – damit man in Alltagssituationen rasch erkennen kann, wie negative Stimmungen und Gedankenkarusselle miteinander verknüpft sind.

Susanne Schäfer schreibt für *Die Zeit*: »MBSR stärkt die psychische Gesundheit, entspannt Gestresste und beruhigt Angstpatienten. Die Methode verbessert außerdem die Lebensqualität bei vielen Patienten mit körperlichen Beschwerden. Auch wenn die Beschwerden selbst nicht abnehmen, quälen sie weniger.«[18]

Kleiner Ausblick auf unser Selbstmitgefühl

Wir müssen unserem Körper dankbar dafür sein, dass er unsere Ängste speichert. Seine Warnzeichen laden uns dazu ein, uns vor Bedrohungen zu schützen. In den Fällen, in denen wir merken, dass er uns an eine nicht mehr vorhandene Gefahr erinnert, sind wir aufgerufen, an diesem Punkt mit uns selbst ins Reine zu kommen: zu akzeptieren, dass uns Schreckliches widerfahren ist, dass auch die schlimmsten Erfahrungen ein Teil von uns sind. Nur so können wir diese Ängste auflösen und loslassen.

Wir haben die Chance, uns mit erschütternden Erfahrungen auszusöhnen. **Je mehr wir Yoga praktizieren und je häufiger wir meditieren, umso eher finden wir die Ruhe, die wir benötigen, um uns selbst in all unseren Schattierungen anzunehmen.** Wenn wir so weit kommen, erlangen wir Selbstmitgefühl, das wir auch Selbstfürsorge, Selbstannahme oder schlicht Selbstliebe nennen können.

Die Selbstliebe, nicht zu verwechseln mit dem Egoismus, ist eines der größten Ziele überhaupt. Sie entsteht nicht durch eine blitzartige Erkenntnis, die uns einen dunklen und einen erleuchteten Teil des Lebens offenbaren würde. Der Weg dorthin kann langwierig sein, denn zunächst gilt es, Achtsamkeit zu lernen und sich und das Leben zu betrachten, wie man selbst und das Leben eben ist, ohne zu bewerten und ohne sich von einseitigen Einschätzungen, die sich automatisch in uns regen, fortreißen zu lassen.

Denn seien wir mal ehrlich! Wer ist schon durch und durch mit sich selbst zufrieden? Niemand. Gerade die Menschen, die wir für makellos halten, sind es nicht. Würden wir sie kennenlernen, könnten wir sehen, wie sehr sie sich Mühe geben, glatt zu erscheinen. Und das ist ein stressiges Leben. Aber einen Menschen, der sich so mag, wie er ist, nämlich mit seinen Stärken *und* Schwächen, den können wir als glücklich bezeichnen. Er weiß auf jeden Fall besser, was Selbstliebe ist.

Ich bin dankbar, Angst zu haben

Dankbarkeit ist eine der Stufen, die zur Selbstliebe führen. Ich bringe meinem Körper große Dankbarkeit entgegen, jeden Tag. Und wenn mein Kopf mir zuflüstert, was alles schiefgehen kann, wie ich scheitern könnte, was mir passieren könnte, wenn ich mich bei dieser Sorgenmacherei erwische, bedanke ich mich für die Einflüsterungen von Angst und Sorge. »Ich höre dich«, sage ich meiner Angst, »ich habe dich wahrgenommen.«

Schauen Sie also genau hin, wenn Sie Angst haben. Beobachten Sie Ihre Empfindungen und Gedanken. Beobachten Sie die Angst von außen. Die Angst hat mit der Realität zu tun, aber sie *ist* nicht die Realität. Die Angst erzählt eine Geschichte über die Realität. Doch sie bildet die Realität nur verzerrt ab. Was geschehen ist, muss sich nicht wiederholen. Ich habe eine kleine Übung für Sie, die sehr hilfreich ist, um die Selbstwahrnehmung zu verbessern.

Übung: Der Angst Raum geben

- Wählen Sie einen ruhigen Ort und stellen Sie Störfaktoren wie Fernseher oder Handy ab. Schreiben Sie spontan all Ihre Ängste auf.
- Wie fühlt sich das Angstgefühl an? Wo spüren Sie es im Körper?
- Richten Sie Ihre Aufmerksamkeit auf die körperlichen Reaktionen. Fühlen Sie beispielsweise Enge im Brustraum? Oder schnürt es Ihnen die Kehle zu? Nehmen Sie wahr, was alles in Ihrem Körper passiert, wenn Sie sich mit der Angst konfrontieren.
- Atmen Sie tief in die Körperstelle(n), wo Sie die Angst am deutlichsten spüren. Schreiben Sie auf, was Sie erfahren, wenn Sie dieser körperlichen Reaktion durch Ihren Atem und Ihre Fokussierung Aufmerksamkeit schenken.
- Und nun zur wichtigsten Frage: Was würden Sie tun, wenn Sie dieses Angstgefühl nicht hätten? Was würden Sie anders machen? Schreiben Sie Ihre Gedanken dazu auf.

So beugen Sie der Verdrängung vor. Verdrängung ist nichts prinzipiell Schlechtes, eher ein natürlicher Impuls, um das Überleben zu sichern. Doch langfristig kann man etwas dagegen tun, denn je länger wir das Vergangene verdrängen, umso mehr Macht erhält die Angst über uns. Stattdessen sollten wir, etwa mit dieser Übung, den Scheinwerfer direkt auf die Angst richten. Mutig, mit einem offenen Herzen und mit dem Wissen, dass selbst das kleinste Licht die größte Dunkelheit durchbricht.

Kontrolle: Das Leben ist keine Generalprobe

Wir haben uns mit unseren instinktiven Urängsten, aber auch mit konkreten Ängsten beschäftigt, die mehr oder weniger begründet sein können. Wir wissen, was Ängste mit dem Körper und mit unserem Leben anstellen. Wir wissen auch, dass wir trainieren müssen, im Hier und Jetzt zu sein, um unsere Ängste aufzulösen.

Dabei habe ich hoffentlich deutlich gemacht, dass ich nicht an *unberechtigte* oder gar grundlose Ängste glaube. Ja, sogar eingebildete Ängste sind berechtigt, denn schließlich hat jeder Mensch eine Vorgeschichte, jeder Mensch hat Gründe dafür, warum er ängstlich geworden ist. Es gibt also eigentlich keine unbegründeten Ängste.

Eine bestimmte Art von Ängsten sollten wir als Gesellschaft eindämmen. Mit ihnen gehen die meisten von uns nicht gut um. Ich meine damit unsere tägliche Angst davor, das Leben nicht kontrollieren zu können. Wir versuchen uns vor Gefahren zu schützen, indem wir auf Sicherheit bestehen.

Sicherheitsbestrebungen sind im Grunde gesund – und doch sind sie es nicht, wenn wir anfangen uns einzureden, dass wir Sicherheit voraussetzen könnten. Wir vergessen andauernd, dass das Leben so nicht funktioniert: Es gibt keine Garantien, es gibt keine absolute Sicherheit! Gerade in der westlichen Welt fällt es vielen Menschen schwer zu erkennen, wo der gesunde Wunsch nach Sicherheit aufhört und wo der auf Angst fußende Kontrollzwang anfängt. Kontrollfetischismus ist besonders tückisch, weil er als gesunder Menschenverstand ausgelegt werden kann. Wie aber sieht das Leben eines Menschen aus, der bei jedem Entscheidungsschritt die negativen Szenarien durchkalkuliert? Wie viel Freude hat man, wenn man alles unterlässt, was misslingen könnte?

Ich will niemanden dazu aufrufen, sich von einem Risiko ins nächste zu stürzen. Auch will ich keine Endlosschleife darüber abspulen, dass die Lösung in der goldenen Mitte liegt. Das Leben ist voller einzelner Situationen und Wandlungen, es interessiert sich nicht nur für extreme Positionen, also nicht nur für die extreme Mitte. Es findet genauso in den Grau- und Randzonen statt, es ist voller Spontaneität.

Die Garantie auf Sicherheit und Gefahrenvermeidung gibt es nicht. Wir können das Leben nicht so führen, als wäre es eine Generalprobe, als könnten unsere Sicherheitsmaßnahmen uns davor bewahren, dass die eigentliche Vorstellung schiefgeht. Unser Leben ist nun mal eine Abfolge aus Gelingen und Scheitern. Wir wissen es, aber wir leben nicht danach. Doch wenn wir das einsehen, können wir unser Konzept von Kontrolle und Sicherheit loslassen und entsprechend *gelöst* leben, um angstfreier durchs Leben zu gehen.

Die Lieber-nicht-Falle

Hier kommt die nächste große Falle: Das Nur-noch-für-das-Morgen-Leben, der launige Glaube, dass wir für bestimmte Handlungen erst noch besser werden und uns auf alles vorbereiten müssen – wenn dieser Glaube sich in unserem Verstand eingenistet hat, dann läuft das Leben an uns vorbei. Wir genießen nicht mehr den Augenblick, wir vergessen sogar, dass wir uns in einem Augenblick befinden, der genutzt werden könnte. Wir leben in einem gedanklich erschaffenen Zwischenbereich zwischen dem Jetzt und dem, was mal sein könnte. Dann vergeht die Zeit wie im Flug, und es gibt immer wieder Gründe, uns unsere Wünsche nicht zu erfüllen. Wir haben uns auf viele Situationen und sogar auf viele interessante Menschen nicht eingelassen, weil wir irgendwo eine Gefahr, ein nicht ganz kalkulierbares Risiko gesehen haben.

Ob wir Angst hatten? Aber nein! Der gesunde Menschenverstand hat uns gesagt, dass wir keine Reise machen sollen, dass unser Geld auf der Bank oder noch besser in einem Investmentfond bestens aufgehoben ist (Banken und Investmentbanker profitieren natürlich davon). Der gesunde Menschenverstand hat uns gesagt, dass eine Person nicht gut zu uns passt, obwohl wir sie lieben. Also fahren wir dort nicht hin. Aus Angst, die Kontrolle über unser Leben zu verlieren, schließen wir das eigene Glück oft aus.

Diese Angst, die sich als gesunder Menschenverstand tarnt, ist die tückischste. Sie zermalmt uns wie zwei Wände, die sich ganz langsam zusammenziehen. Es wird immer enger. Wir werden zu Opfern statt zu Handelnden. Wir halten uns an das Bestehende, weil uns Sicherheit wichtiger erscheint als Lebendigkeit und Veränderung.

Doch in Wahrheit sind wir durch und durch eingeengt und können nicht mehr verstehen, was Veränderung und Glück überhaupt bedeuten. **Wir haben verlernt, das Unbekannte zu feiern, als wäre jede Überraschung ein Synonym für Gefahr.** Die Angst, gepaart mit der Propaganda eines falsch verstandenen gesunden Menschenverstandes, wird zum Regisseur unseres Lebens.

An dieser Angst festzuhalten ist so einfach und verlockend, weil sie sich nicht als Angst, sondern als Sicherheit zeigt: Wer das ausschließt, was nicht kontrollierbar ist, scheint alles richtig zu machen.

Wir sollten öfter prüfen, was Worte – eigentlich: Werte – wie Neugier oder Wunder in uns auslösen. Hoffentlich nichts Negatives, denn das würde bedeuten, dass da jemand nicht viel Gutes vom Leben erwartet. So jemand macht schlechte Erfahrungen, weil er sie erwartet. Er zieht sie förmlich an.

Erst wenn wir unsere hypothetische Sicherheit loslassen, entdecken wir die reiche Fülle des Augenblicks und schicken uns auf die Reise in eine ungewisse, aber auch interessante und möglicherweise beglückende Zukunft. Genau jetzt ist die richtige Zeit dafür!

Die nächste Übung dient dazu, mit unseren Gefühlen ganz in der Gegenwart anzukommen, schlicht und einfach, indem wir das annehmen, was ist. Das wiederum hilft uns dabei, unsere belastenden Emotionen zu transformieren.

Übung: Gefühle annehmen

- Nehmen Sie sich ein wenig Zeit für sich und ziehen Sie sich zurück, sodass Sie für eine Weile ungestört sein können.

- Setzen oder legen Sie sich bequem hin.

- Denken Sie darüber nach, was Ihnen in dem Sinn, wie ich es gerade beschrieben habe, Angst macht: etwas, das unterschwellig an Ihrem Sicherheitsempfinden nagt. Oder etwas, das Sie eigentlich gern machen würden, wenn Ihnen nicht der »gesunde Menschenverstand« sagen würde, dass das nicht geht, dass das gefährlich ist oder was auch immer.

- Nehmen Sie sich dafür ruhig ein wenig Zeit, denn typischerweise zeigen sich gerade solche Ängste nicht offen, sondern treten unter dem Deckmantel der Vernunft auf. Es hilft, wenn Sie sich die Frage stellen: »Was genau hindert mich eigentlich daran, diese Sache zu unternehmen? Was befürchte ich?«

- Wenn Sie die Angst wahrnehmen können, richten Sie die Aufmerksamkeit auf dieses Gefühl.

- Spüren Sie irgendwo eine Beklemmung? Oder ein Kribbeln? Oder es zieht sich etwas zusammen? Wo genau in Ihrem Körper findet das statt?

- Jetzt nehmen Sie die Dimension dieses Gefühls wahr: Wie groß oder wie aufgeladen ist es, jetzt, da es sich zeigen darf?

- Der Atem fließt dabei ruhig weiter. Lassen Sie ihn zu diesem Gefühl hinfliegen.

- Wie fühlt sich das an?
- Entscheiden Sie intuitiv und spontan, welche Farbe Ihnen Heilung bringen kann. Lassen Sie diese Farbe mit Ihrem Atem zu dieser Stelle hinströmen.
- Bleiben Sie so entspannt wie möglich dabei. Lassen Sie Ihren Atem und die Farbe so lange strömen, bis Sie feststellen, dass sich das Angstgefühl gewandelt hat.

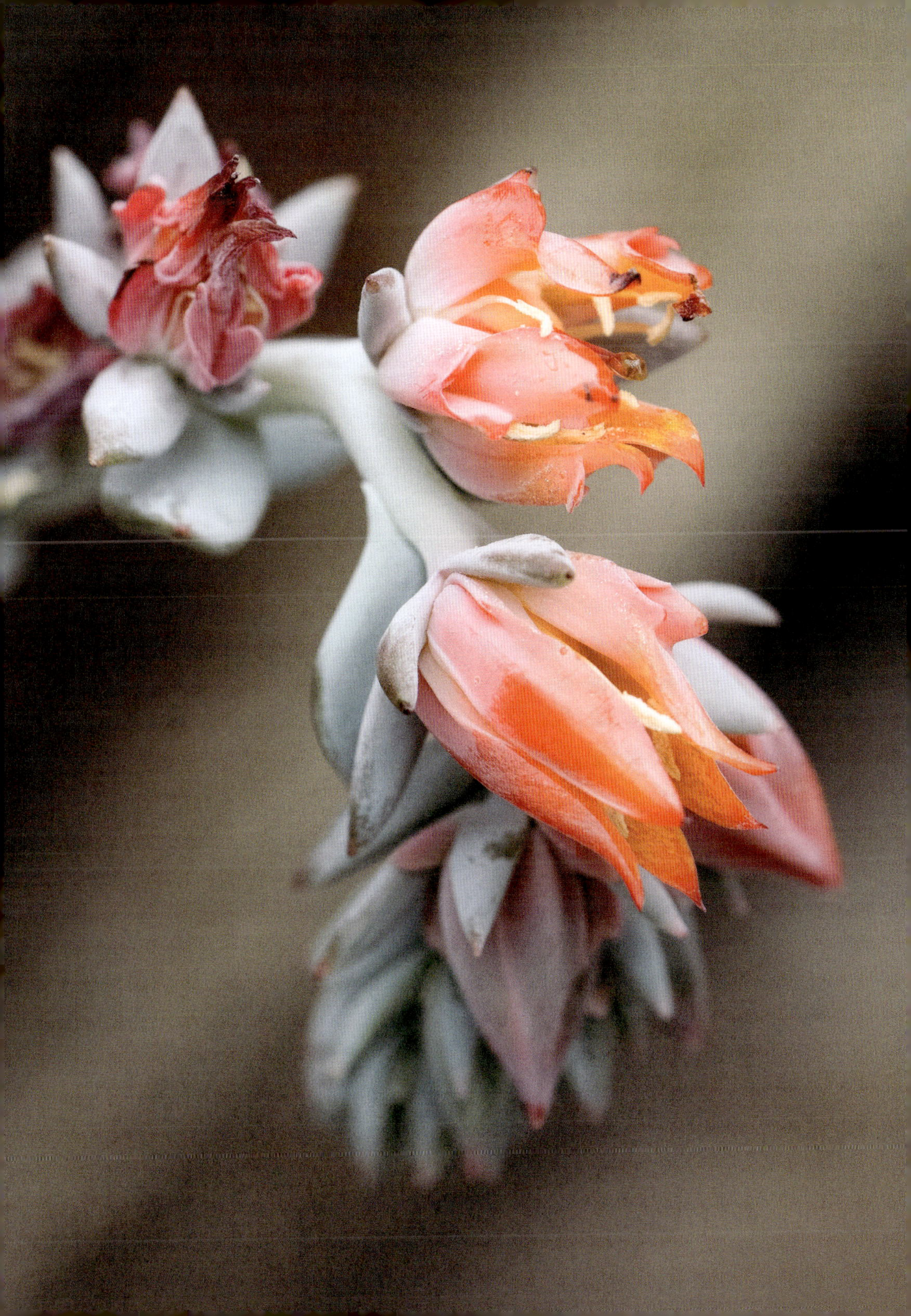

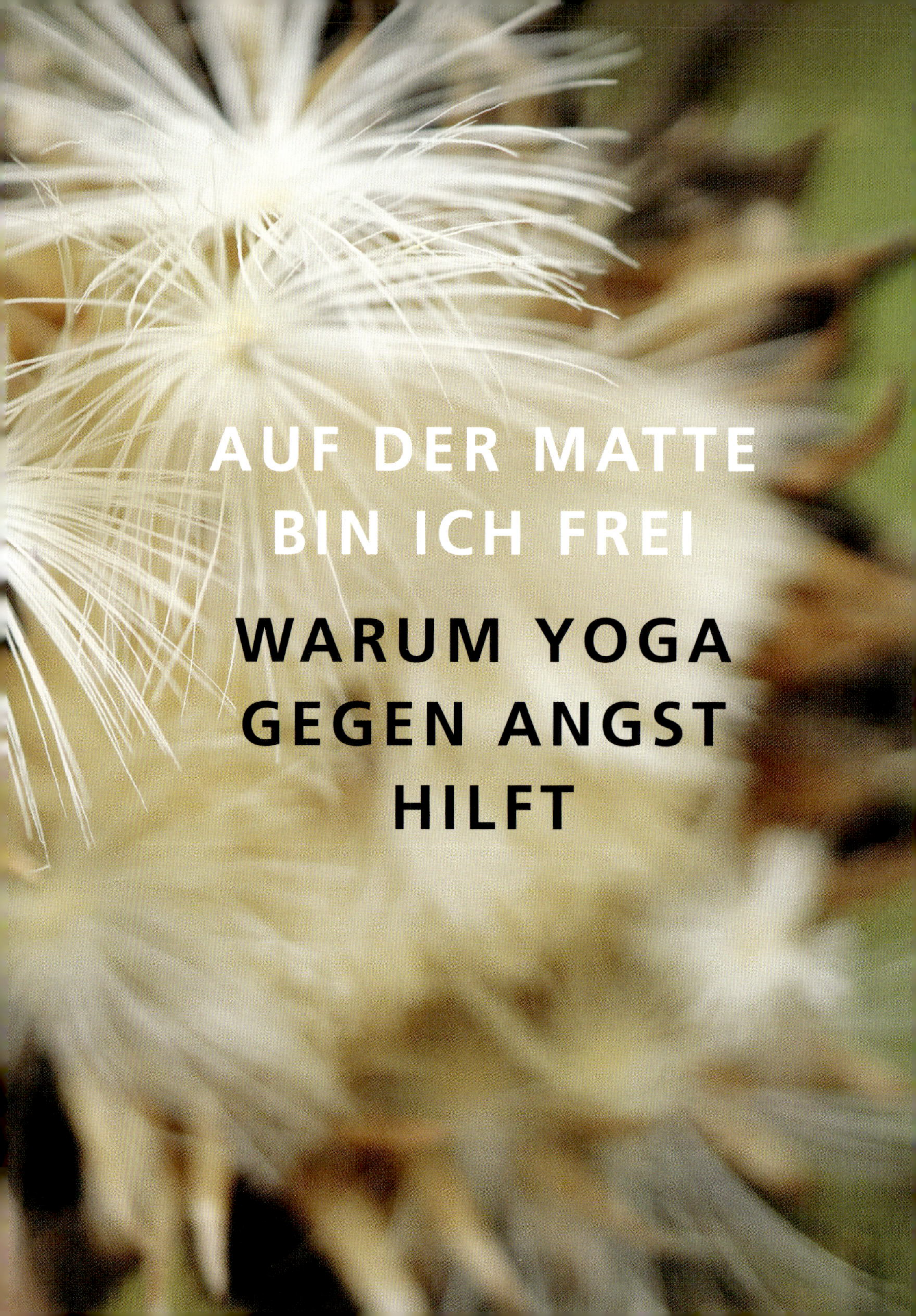

AUF DER MATTE BIN ICH FREI

WARUM YOGA GEGEN ANGST HILFT

— Yoga ist überall. Das wissen selbst die, die kein Yoga praktizieren. Die Werbung zeigt bewegliche Frauen, die Gesundheit und Konzentration ausstrahlen, in Yogaposen, nicht selten an idyllischen Stränden oder in hellen Räumen auf einem Sitzkissen. In den sozialen Netzwerken kursieren Entspannungsweisheiten, als wären es die neuen Gebote. In den Großstädten finden wir Yogastudios an jeder Ecke. Yoga ist angesagt und es ist aus unserem Leben nicht wegzudenken.

Natürlich gibt es viele Klischees im Zusammenhang mit Yoga. Etwa, dass Yogapraktizierende Gesundheitsfanatiker sind und es ablehnen, Fleisch zu essen. Doch es ist durchaus wahrscheinlich, dass jemand, der lange Zeit Yoga macht, besser in Sachen Lebensmittelunverträglichkeiten und Alternativen zum Fleischessen bewandert ist, als jemand, der weiß, wie man eine Weihnachtsgans im Kugelgrill brät. Doch Yoga geht weit über solche Klischees hinaus, denn darin spiegelt sich eine Sehnsucht vieler Menschen, sich inmitten der Folgen von Globalisierung, Digitalisierung und Beschleunigung unseres Lebens mit dem Boden, auf dem wir stehen, zu verbinden.

Die Vermarktung des Yoga ist nur eine Seite des heutigen Yoga, und sie wäre niemals so lange erfolgreich gewesen, wenn Yoga nicht viel mehr als ein Trend wäre. Yoga ist älter als jede Marketingidee, wertvoller als jeder oberflächliche Spruch und so viel großartiger als jedes Selfie in Yogapose. Wer die Bewusstseinstür aufmacht und sich auf Yoga einlässt, wird sehen, dass das ganze Drumherum nicht von Bedeutung ist. Wenn Sie Yoga üben, ist Yoga etwas Persönliches und kein Massenphänomen.

Yoga ist eine Lebensphilosophie. Das jahrtausendealte Wissen, von dem wir beim Yoga profitieren, bereichert und vereinfacht unser Leben. Uns darauf einzulassen hilft uns nicht nur, unseren Körper besser zu verstehen und achtsam mit uns selbst zu werden, sondern auch, über unsere Ängste hinauszuwachsen.

Das Was-ist-Was des Yoga

Auch wenn Sie vielleicht noch keinen Kontakt mit einer Yogamatte hatten, können Sie sich sicher gut vorstellen, dass sie sich von den Turnmatten beim Schulsport nur wenig unterscheidet.

Trotzdem hat Yoga nicht wirklich etwas mit dem Schulturnen zu tun – obwohl wir einige Übungen aus dem Sportunterricht zu kennen meinen. Denn eigentlich dreht sich beim Yoga alles um das Atmen, aber dazu kommen wir später. Yoga ist ein Geschenk für unsere Gelenke, für Bänder und Sehnen und vor allem für die Wirbelsäule und für unsere Körperhaltung. Doch das Körperliche ist nur eine wunderbare Seite des Yoga.

Die geistige Seite des Yoga wird einem beim Gruß *Namasté* klar. Das bedeutet so viel wie: »Das Göttliche in mir verneigt sich vor dem Göttlichen in dir.« Doch nicht in jeder Yogastunde werden Sie diese Grußformel hören, denn es gibt sehr viele Arten des Yoga, bei denen man sich auf den Entspannungseffekt konzentriert. Manche Kurse können für Anfänger sogar wie ein Ausflug nach Indien wirken, wie etwa beim Kundalini-Yoga, bei dem das Chanten (das meditative Singen) wichtiger Bestandteil ist.

Zum Gruß *Namasté* gehört eine bestimmte Geste: Wir legen die Handflächen aneinander und halten sie auf Höhe des Herzens – neigen den Kopf ein wenig nach vorn zu unserem Gegenüber, um den anderen mit Respekt und Demut zu begrüßen. Ich persönlich liebe es, damit meine Stirn und die Lippen zu berühren, ehe ich meine Hände an die Brust führe, denn das symbolisiert für mich klare Gedanken, wahre Worte und ein reines Herz.

Wofür aber steht das Wort *Yoga* selbst? Es kommt aus dem Sanskrit, einer der ältesten Sprachen der Welt. Wörtlich übersetzt bedeutet es »Joch«. Freier übersetzt ist damit »Übung« gemeint, welche Anstrengung und Ausdauer verlangt und auf ein höheres Ziel gerichtet ist. Die Wortherkunft verrät uns: Die ersten Yogis ließen sich also als Übende »binden« und in ein »Joch der Anstrengung« spannen. Weil das Sanskrit mit dem Deutschen entfernt verwandt ist, ist es kein Zufall, dass Yoga und unser Wort »Joch« ähnlich klingen. Beide Wörter sind indoeuropäischen Ursprungs. Wir können also auch sagen: **Wer sich auf Yoga einlässt, macht unterschiedlich anstrengende Übungen, um sich mit dem großen Ganzen zu verbinden.**

Die körperlichen Übungen werden *Asanas* genannt. Vielleicht haben Sie schon von einzelnen Asanas wie dem zum Boden schauenden Hund gehört, bei dem man auf allen vieren steht, oder vom Baum, bei dem man auf einem Bein steht und die Handflächen aneinanderlegt. Es gibt aber noch Unmengen anderer Asanas wie den Krieger, die Kobra, den Vogel, das Boot oder das gedrehte Dreieck. All diese Körperhaltungen dienen unter anderem auch der Stärkung bestimmter Muskelgruppen, indem diese angespannt oder gedehnt werden.

Ein weiteres wichtiges Wort im Yoga ist *Prana*, Lebensenergie. Das ist die kosmische Kraft, die wir durch den Atem und die Nahrung in den Körper aufnehmen. Durch Atemübungen *(Pranayama)* können wir unser Prana, unsere Lebensenergie, stärken.

Was ich an Yoga liebe, ist, dass ihm keine Religion zugrunde liegt, auch wenn sich die Yogaphilosophie parallel zum Hinduismus entwickelt hat. Yoga ist zugänglich für alle und für jeden, vom Hinduismus-Interessierten bis zum Atheisten. Die ersten Yogaübungen stammen aus Indien und sind seit über 4000 Jahren bekannt.

In der Yogaphilosophie gibt es verschiedene Stufen der Selbstfindung. Zum Beispiel die Gewaltlosigkeit *(Ahimsa)* und die Abkehr vom Haben- und Besitzenwollen *(Aparigraha)*. Der Yogi ist achtsam genug, dankbar zu sein für das, was er hat und ist *(Santosha)*. Als Yogapraktizierender macht man sich immer wieder bewusst, wo man gerade steht und wohin man gehen möchte. Weitere wichtige Elemente sind Konzentration *(Dharana)*, also die Fähigkeit, die Aufmerksamkeit auf das zu lenken, was wir gerade tun, und nicht ständig abzuschweifen, sowie Meditation *(Dhyana)*. Atmung, Körperübungen, Entspannung, Meditation: Das ist die Essenz von Yoga. Alle diese Bereiche greifen ineinander. Im weiteren Sinn gehört auch die Ernährung mit dazu.

Den Atem neu entdecken

Ohne Atem gibt es kein Leben. Vielen Menschen ist nicht bewusst, wie wichtig der Atem ist. Wir nehmen ihn nicht wahr, weil er wie von selbst zu funktionieren scheint. Oft bemerken wir ihn erst, wenn etwas Außergewöhnliches geschieht und wir Probleme mit der Atmung bekommen. Wir merken oft nicht einmal, wie sich die Atmung beschleunigt, wenn wir unter Stress stehen, Angst haben oder uns ärgern. In Redewendungen wie »Mir bleibt die Luft weg«, »Mir stockt der Atem« oder »Das verschlägt mir den Atem« kommt zum Ausdruck, wie unmittelbar der Atem auf äußere Gegebenheiten reagiert. Wir achten gerade dann nicht auf den Atem, wenn wir es sollten. Alles, was den Atem schneller gehen lässt, etwa Wut und Ärger, Stress und vor allem Angst, macht uns auf Dauer krank. Die Luft, die durch uns strömt, sichert unser Leben. Sie hat unsere Aufmerksamkeit verdient.

Fast 26 000 Atemzüge machen wir am Tag – und wenn man bedenkt, dass die alten Yogis überzeugt waren, 21 600 Atemzüge am Tag würden uns gesund halten, dann sind das definitiv zu viele. Im Yoga ist die Atmung von essenzieller Bedeutung. Das Wesentliche, worauf man sich bei der Yogaatmung konzentrieren muss, ist, sanft und tief ein- und auszuatmen, und zwar immer durch die Nase. Die Nasenatmung ist nämlich gesünder als die Mundatmung, weil die Luft durch Nasenhärchen und Nasenschleimhäute gereinigt, angefeuchtet und vorgewärmt wird.[19]

Lassen Sie uns doch die Luftveränderung am besten gleich mal ausprobieren: Machen wir gemeinsam eine Atemübung. Die einfachste, die es gibt.

Übung: Meditieren und Atemzüge zählen

- Suchen Sie sich einen Platz, an dem Sie ungestört sind. Setzen Sie sich aufrecht hin. Wichtig ist, dass Sie immer durch die Nase atmen.

- Was Sie als Erstes feststellen werden, sobald Sie ruhig sitzen und sich auf Ihren Atem konzentrieren: Sofort werden Ihnen unzählige Gedanken durch den Kopf sausen. Das ist in Ordnung. Hadern Sie nicht damit. Erkennen Sie die Gedanken als solche und lassen Sie sie weiterziehen wie Löwenzahnsamen, die im Wind fliegen.

- Wenn es Ihnen schwerfällt, sich auf das Ein- und Ausatmen zu konzentrieren, weil die Gehirnmaschine auf Hochtouren läuft, kann Ihnen ein Trick helfen: Zählen Sie in Gedanken jeden Atemzug, bis Sie bei zehn angekommen sind, um dann mit dem Zählen von vorn zu beginnen. Wenn die Gedanken Sie beim Zählen stören und Sie nicht mehr wissen, bei welcher Zahl Sie gerade waren, fangen Sie mit dem Zählen einfach immer wieder von vorn an.

Als diese Übung neu für mich war, habe ich es nicht einmal geschafft, bis fünf zu zählen. Manchmal erwischte ich mich dabei, wie ich auf einer Gedankenreise bis 25 weitergezählt habe, ohne es zu merken. So etwas ist in Ordnung. Es ist normal, wenn wir sehen, dass wir abgelenkt sind. Und es funktioniert mit ein wenig Übung immer besser. Wir kommen eben zu der Einsicht, dass unser Gehirn gern Gedanken fabriziert, und lassen sie dann weiterziehen. Wenn ich feststelle, dass ich abgelenkt bin, beginne ich mit dem Zählen einfach von vorn.

Wenn ich Yoga übe, spüre ich schon nach ein paar kleinen Übungen, wie dankbar ich für jeden einzelnen Atemzug bin. Und wie schnell das bewusste Atmen meinen Geist beruhigt und mir inneren Frieden gibt.

»IM ALLTAG IGNORIEREN WIR OFT KÖRPER-SIGNALE, DOCH BEIM YOGA BEMERKEN WIR, WENN SICH DER KÖRPER GEGEN ETWAS WEHRT, WIR LERNEN, IHN ZU HUNDERT PROZENT ZU RESPEKTIEREN UND IHM ZU VERTRAUEN.«

Die Atmung lenkt unser Bewusstsein in die Gegenwart, vor allem dann, wenn wir uns auf das Atemgeräusch konzentrieren. Wenn wir die Kehle beim Ausatmen leicht zusammenziehen, erzeugt die durchströmende Luft ein sanft gehauchtes Geräusch. Diese Atmung nennen wir *Ujjayi*-Atmung.

Übung: Ujjayi – die ozeanische Atmung

- Sie atmen wieder durch die Nase ein und aus.
- Ziehen Sie dann immer beim Ausatmen ein wenig die Stimmritze zusammen. Es ist, als würden Sie einen Gartenschlauch etwas verengen, sodass weniger Wasser hindurchfließen kann. Atmen Sie wie gewohnt ohne Ujjayi ein. Das Geräusch, das beim Ausatmen mit Ujjayi entsteht, ähnelt einem Räuspern.
- Sie können sich auch vorstellen, Sie würden einen Spiegel mit der Nase so anhauchen, dass er beschlägt.
- Beginnen Sie diese Übung mit zehn oder mehr Atemzügen. Mit der Zeit geht es vielleicht ein wenig länger. Aber es soll sich immer leicht anfüllen, bitte kein Zwang!
- Wenn Sie das Gefühl haben, nicht genügend Luft zu bekommen, atmen Sie normal.

Die Entspannung stellt sich ein, mit Sicherheit. Geben Sie sich Zeit, und seien Sie geduldig mit sich selbst. Unser Gehirn hat, wie wir ja schon wissen, viel zu viel zu tun. Doch wenn Sie bei Ihrer Atmung sind und sich ganz darauf fokussieren, wird auch die wildeste Auseinandersetzung in Ihrem Gehirn zur Ruhe kommen. Dann fühlen wir tiefen Frieden in uns: Wir gleichen dadurch die analytischen Gehirngebiete mit den emotionalen aus.[20]

Auch die Haltungen des Yoga haben etwas Ruhiges an sich, selbst wenn sie uns anstrengen können wie eine fordernde Sportart. Wenn wir in einer Haltung ruhig verweilen, kommt es nicht darauf an, sie unter Druck zu erreichen. Auch hier geht es um die richtige Atmung. Wenn wir Asanas ausführen und dabei bewusst atmen, hat das einen Effekt, der weit über das Körperliche hinausgeht: Dadurch lernen wir, mit etwas Disziplin auch im sonstigen Leben gelassener und ruhiger zu sein. Wir nehmen im besten Fall unsere Praxis von der Matte ins tägliche Leben mit hinein und lernen, trotz aller möglichen Blockaden und Unstimmigkeiten auch im Alltag bewusst zu atmen.

Essenziell wichtig ist es im Yoga, selbst bei größter Anstrengung ruhig und tief zu atmen. Jeder Mensch hat in seinem Körper Blockaden, die er schmerzhaft spürt, sobald er sich diesen körperlichen Grenzen nähert. Beim Yoga drückt man aber nie gegen den Schmerz an, sondern nimmt wahr, wo die Schmerzgrenze ist. Dann geht man in der Bewegung ein wenig zurück, entfernt sich also von der Schmerzgrenze. In vielen Übungen tastet man sich ruhig atmend an die Blockade heran, lenkt dann bewusst den Atem an diese Stelle im Körper, bis sich die gefühlte Blockade langsam ein wenig öffnet.

Es ist wie mit den Hindernissen im Leben, die sich nicht durch Trotz und Gewalt, sondern durch bewusstes Herantasten überwinden lassen. Es dauert nicht lang, bis man bemerkt, dass das sanfte Überwinden von Grenzen und Blockaden nicht nur unsere körperlichen Möglichkeiten beim Yoga erweitert, sondern überhaupt unseren Zugang zum Leben Stück für Stück öffnet. Wenn man es schafft, diese Praxis in den Alltag zu übernehmen, bemerkt man relativ schnell, dass man sich von schwierigen emotionalen Situationen erst einmal distanzieren kann, indem man sich von der Schmerzgrenze ein Stück zurückzieht, dadurch etwas Distanz schafft und durch die Atmung zu Gelassenheit und Ruhe finden kann.

Für tiefes Durchatmen ist immer Zeit

Wenn wir unter Druck stehen, haben wir meist keine Nerven, eine Pause zu machen, oft fast schon ein schlechtes Gewissen, uns etwas Gutes zu tun. Dabei brauchen wir gerade in solchen Momenten etwas, das uns aus der Stress- und Angstroutine holt. Ich habe mir angewöhnt, gerade dann, wenn mir alles zu viel wird und das Chaos über mir zusammenschlägt, ganz bewusst eine kleine Auszeit zu nehmen.

Das kann am Flughafen sein, wo mein Flug gecancelt wird, der mich zu einem wichtigen Meeting bringen sollte. Oder am Filmset, wo alle bereits auf mich warten, um die nächste Szene zu drehen – Situationen, in denen der Verstand sagt: »O Gott, Ursula, jetzt mach aber mal schneller!« Genau dann versuche ich, Ruhe zu bewahren, denn ich weiß: Ich brauche genau jetzt, wo die Energie mit mir Achterbahn fahren will, Achtsamkeit. Ich erinnere mich immer öfter an meine Großmutter, die mich, wenn alles zu emotional erschien, immer und immer wieder ermahnte, erst zehnmal tief durchzuatmen. Und genau das hilft einem, um einen Augenblick später fokussierter, entspannter und ruhiger agieren zu können. Yoga und Achtsamkeit funktionieren, wenn wir sie in unser Leben lassen.

Was wir für Yoga brauchen

Das Beste ist: Sie brauchen für Yoga keine Hilfsmittel. Alles, was Sie benötigen, sind Sie selbst. Im Yoga arbeiten Sie mit dem körpereigenen Gewicht. Wenn Sie Ihre Grenzen achtsam wahrnehmen, kommt es bei Ihnen nicht zu Überlastungen. Es sei denn, Ihr Ehrgeiz ist größer als die Bereitschaft, auf Ihren Körper zu hören.

Auch mir ist das schon passiert. Auch ich musste eben erst lernen, dass es besser ist, die Bewegung nicht perfekt auszuführen. Dass das Loslassen des Prinzips »Ich muss alles sofort können!« wichtiger ist als die durchgestreckten Beine. Die werden kommen, aber vielleicht muss das nicht sofort sein.

Als ich meine Yogalehrerausbildung in Los Angeles machte, übten wir eine Übung als Hüftöffner. Unser Lehrer nannte die Übung scherzhaft »life long pose«, eine Übung fürs ganze Leben. Einfach gesagt war es eine Sitzgrätsche: beide Beine so weit wie möglich geöffnet, möglichst gerader Rücken, die Arme über die Mitte nach vorn zum Boden streckend. Wieder und wieder übten wir und bekamen durch unseren Lehrer neue Inspirationen und Ideen – wie zum Beispiel auf die Position der Sitzhöcker zu achten und sich vorzustellen, dass ein seidener Faden vom Sakralchakra (auf der Höhe der Unterleibsorgane) über den Scheitelpunkt zum Himmel gezogen wird, die Knie hochzunehmen oder schlicht die Zehen in Richtung Körper zu bewegen. Ich beobachtete, wie die anderen Teilnehmer mit der Zeit immer weiter nach vorn kamen und immer beweglicher wurden. Nur ich war noch zu steif dafür. Ich musste mich Millimeter um Millimeter nach vorn atmen.

Danach hatten wir eine Philosophiestunde, und wir sprachen über Grenzen im Kopf, die zu Hindernissen im Körper werden. Ich fasste einen Entschluss: Beim nächsten Mal würde ich in der Grätsche einfach über meine Schmerzgrenze hinweggehen.

Das tat ich, und es funktionierte sogar. Vorerst.

Ich kam tatsächlich mit dem Oberkörper auf den Boden, und es war zuerst auch gar nicht so schlimm, wie ich angenommen hatte. Unfassbar, dachte ich, ist wohl alles nur in meinem Kopf verankert.

Plötzlich spürte ich tief innen an meinen Sitzhöckern ein paar Muskeln, die seltsam zuckten und krampften. Ich richtete mich langsam auf, und im ersten Moment schien alles normal zu sein. Bis ich aufstand und mir ein Schmerz von der Hüfte bis in die Ferse schoss: Ich hatte mir meinen Psoasmuskel verletzt. Den werden wir uns gleich noch genauer ansehen (Seite 66).

Jahrelang hatte ich damit zu tun, diesen Muskel wieder komplett nutzen zu können. Bis heute mache ich die Grätsche genau so, wie ich sie gleich hätte machen sollen. Mit großer Achtung vor meinem eigenen Körper und dem Respekt vor meinen Grenzen.

Yoga ist für jeden geeignet, welchen Alters man auch ist oder welche Krankheitsgeschichte man auch mitbringt. Gerade wenn man sich für den unbeweglichsten Menschen auf der ganzen Welt hält, ist man der richtige Kandidat für Yoga. Auch ich zähle mich zu der eher steifen Spezies. Manchmal muss man schmerzhaft aus Erfahrungen lernen, Geduld mit dem eigenen Körper zu haben und ihn langsam an seine Grenzen zu führen, um diese zu verschieben. Doch auch die besonders Gelenkigen, Hyperflexiblen unter uns haben keinen Grund, sich zu schnell am Ziel zu wähnen. Bei ihnen geht es darum, in jeder Position unter die Dehnungsgrenze zu gehen und sich zurückzunehmen. Für alle, die Yoga praktizieren, gilt es, den achtsamen Umgang mit sich selbst zu lernen.

Wir dürfen nicht vergessen, dass an den Asanas über Jahrtausende gefeilt wurde. Jeder Muskel und jede Sehne des Körpers werden dabei aktiviert. Nicht ohne Grund sensibilisiert uns Yoga für die menschliche Anatomie. Zu jeder Übung gibt es außerdem eine Ausgleichsübung, die die geforderten Körperteile wieder entspannt.

Man kann Yoga allein üben – immer und überall, es gibt unendlich viele Möglichkeiten. Ob beim Zähneputzen oder im Flugzeuggang, im Zugabteil, am Schreibtisch oder in der Garderobe, während die Kinder beim Turnen sind: Nehmen Sie sich die Zeit. Unterbrechen Sie den Stress- und Angstkreislauf, indem Sie sich Ruhe und Achtsamkeit gönnen. Und zwar gerade dann, wenn Sie glauben, eigentlich keine Zeit zu haben.

Ich komme nicht immer dazu, mein großes Yogaprogramm umzusetzen, aber ich mache das so oft wie möglich. Wenn es nicht anders geht, verteile ich die Übungen über den ganzen Tag – kleine Pausen sind besser als gar keine. Yoga ist kein Leistungssport und folgt daher keiner erzwungenen Reihenfolge.

Sei dein eigener Meister

Am Anfang jedes Yogakurses, den ich unterrichte, begrüße ich meine Yogis mit einem *Wahe Guru*. *Wahe* bedeutet »Sei gegrüßt«. *Guru* steht für »Lehrer(in), der (die) Licht in die Dunkelheit bringt«. Es ist mir immer wichtig, am Beginn zu erklären, dass nicht ich die Lehrerin bin, sondern jede(r) Einzelne in der Yogarunde sein eigener Lehrer, ihre eigene Lehrerin ist.

Wir sind alle unsere eigenen Lichtbringer. Jeder von uns hat seinen eigenen Körper. Niemand kann besser auf dessen Signale achten als wir selbst. Auch wenn wir das vielleicht im Alltag verdrängen – beim Yoga ist es anders: Hier bemerken wir, wenn unser Körper streikt, wir lernen, ihn zu hundert Prozent zu respektieren. Daher sollten wir nicht allem, was die Yogalehrerin vormacht, folgen, wenn unser Körper uns etwas anderes spiegelt. Denn er ist der Chef.

Der Lehrer ist nur ein Kanal, jemand, der Vorschläge macht. Es ist völlig normal, wenn es zu verschiedenen Interpretationen kommt. Genau die können den Yogalehrer zu interessanten Anekdoten und Erklärungen bringen. Eigentlich sollte in keinem Yogastudio der Welt ein Spiegel sein, denn Spiegel laden dazu ein, sich mit den anderen Übenden zu vergleichen.

Durch das individuelle Vorgehen wird Yoga für jeden zu einer ganz persönlichen Angelegenheit. Jeder entwickelt seinen individuellen Stil. Ihr Yoga wird nicht dasselbe sein wie meines, wenn Sie sich erst einmal damit beschäftigen – und aufmerksam beobachten, was sich für Sie persönlich richtig anfühlt.

Beim Yoga geht es nie um Wettbewerb oder eine Taktik, obwohl es ursprünglich nur für Männer vorgesehen war. Bis Anfang des vergangenen Jahrhunderts wurde Yoga nur von Männern praktiziert. Was für eine Überraschung. Entgegen der vorherrschenden Meinung, dass Yoga »etwas für Frauen ist«, wurde Yoga tatsächlich für Männer entwickelt und nur von Mönchen und Priestern weitergegeben. Bis Indra Devi ins Spiel kam. Sie war die erste Frau, die offiziell Yoga praktizieren durfte, und auch die Erste, die Yoga in den Westen gebracht hat. Ich bin total fasziniert von ihrer Geschichte. Indra Devi wurde 1899 in Riga als Kind schwedisch-russischer Eltern geboren. Sie ließ sich zur Schauspielerin und Tänzerin ausbilden und interessierte sich schon früh für die indische Kultur und Philosophie. Ende der 20er-Jahre reiste sie dann tatsächlich nach Indien, wo sie nicht nur in indischen Filmen mitspielte, sondern auch ihren künftigen Ehemann kennenlernte.

Indra Devi wollte Yogaunterricht nehmen – was bis dato für Frauen verboten war – und zwar bei keinem Geringeren als dem Yogameister T. Krishnamacharya. Unbedingt. Nur der wollte das erst mal überhaupt nicht. Bis schließlich der Maharadscha von Mysore, mit dem Indra Devi befreundet war, seinen Einfluss geltend machte und dafür sorgte, dass sie von Krishnamacharya unterrichtet wurde. Der war zwar ein höchst respektierter Meister seines Fachs und Frauen zu unterrichten war noch dazu tabu, aber dem Willen des Maharadscha konnte auch er sich nicht widersetzen. Das alles war in den 1930er-Jahren.

Zehn Jahre später – ihr Mann war mittlerweile gestorben – ging Indra Devi in die USA und ließ sich in Hollywood nieder. Dort gab sie bald einigen bedeutenden Schauspielerinnen Yogaunterricht, darunter Marilyn Monroe und Greta Garbo. Das heißt also, erst in den 1950er-Jahren schwappte Yoga in die westliche Welt und wurde uns Frauen zugänglich. Weltweit bekannt wurde Indra Devi durch einige Yogabücher, allesamt Bestseller, die Yoga im Westen bekannt machten, darunter *Forever Young – Forever Healthy* (»Durch Yoga jugendfrisch«) und *Yoga for Americans* (»Yoga – leicht gemacht«).

Mit 83 siedelte sie noch einmal um – nach Buenos Aires, um dort mit einer nach ihr benannten Stiftung Yoga bekannter zu machen.

Indra Devi hatte eine harte Schule bei Krishnamacharya durchlaufen, denn er forderte von ihr strenge Ernährungs- und überhaupt Verhaltensregeln. Und sie musste sich ein gründliches Wissen über Yoga aneignen. Krishnamacharya betrachtete sie aber schließlich als eine seiner fähigsten Schülerinnen. Ein Foto aus dem Jahr 1988 anlässlich Krishnamacharyas 100. Geburtstag zeigt die beiden älteren Herrschaften einträchtig nebeneinander, in freundschaftlicher Verbundenheit. Zu diesem Zeitpunkt hatte Krishnamacharya übrigens längst das Unterrichten von Frauen in Yoga zu einem wesentlichen Bestandteil seiner Lehre gemacht.

Unseren Anspruch an Perfektion loslassen

Ich finde es faszinierend, dass wir Frauen den Instinkt dafür hatten, uns so hemmungslos in die Yogapraxis hineinzuwerfen und uns in diese andere Art des Umgangs mit dem Körper hineinzufühlen. Yoga ist im Westen durch uns Frauen überall auf der Welt so populär geworden. Und schön langsam hat sich das Frauen-Männer-Verhältnis wieder angeglichen, da die Männer mittlerweile ebenfalls die Vorzüge des Yoga erkannt haben. In Amerika habe ich schon Yogaklassen besucht, in denen weit mehr Männer als Frauen vertreten waren.

Beim Yoga muss man nicht der oder die Schnellste, der oder die Beste sein. Es gibt nichts zu gewinnen, und man muss niemandem etwas beweisen. Achten Sie nur auf sich und Ihren Körper. Gehen Sie möglichst sanft an Ihre Grenzen und schalten Sie einen Gang zurück, wenn der Schmerz sich meldet. Nicht durch Perfektion, sondern durch das Atmen erstrahlt der Regenbogen über Ihnen.

Der Tag wird kommen, an dem Sie so im Atemfluss sind, dass es sich wie eine Meditation in Bewegung anfühlt. An dem Sie eins mit sich sind und tiefen Frieden in sich selbst fühlen. Haben Sie Geduld mit sich, niemand wird sie verurteilen oder an irgendetwas messen. Ihr Körper sagt Ihnen, wie weit Sie heute gehen können. Und er wird weiter gehen, wenn Sie ihn öfter durch Yoga dazu bewegen. Tun Sie, was Sie tun können. Nicht mehr und nicht weniger.

Die eigentliche Herausforderung liegt in der Überwindung, sich in schwierigen Zeiten aufzuraffen und die Übungen zu machen. Sich selbst zur Priorität zu erklären, sich selbst etwas Gutes zu tun, während äußere Zwänge Ihnen womöglich genau das Gegenteil sagen. Am besten sagen Sie zu sich selbst: Ich brauche das jetzt. Für mich und genau jetzt.
Und wenn es Ihnen nicht gelingt, die Gedanken abzuschalten, dann ist das auch okay. Einfach nur atmen. Das Herz öffnen. Und bewusst weiteratmen. Und den Körper dehnen.

Yoga ermöglicht uns, auf körperlicher, seelischer und geistiger Ebene loszulassen und zu erfahren, dass wir uns auf diese Weise selbst heilen. Indem wir unseren Körper so annehmen, wie er eben ist. Lassen Sie sich Zeit.

Mit Asanas die Angst auf muskulärer Ebene besiegen

Kennen Sie Ihren »Seelenmuskel«? Der *Musculus psoas maior*, unser großer Lendenmuskel, der von der Wirbelsäule (auf Höhe des untersten Brustwirbels) durchs Becken bis hin zum Oberschenkelknochen verläuft, heißt nicht ohne Grund so. Dieser wichtige Muskel beugt unsere Hüfte, wir brauchen ihn aber auch, um sitzen und gerade stehen zu können.[21]

Der Psoasmuskel war also schon immer sehr wichtig für uns, besonders in Gefahrensituationen half er unseren Vorfahren, sich zu ducken oder zu fliehen. Wenn wir heute im Stress sind und in unserem Körper Adrenalin und Dopamin ausgeschüttet werden, spannt er sich an. Wenn wir lange und wiederkehrende Angstzustände haben, ist er also ständig verspannt.[22]

Doch es ist keineswegs nur so, dass unser Hüftbeugermuskel auf Angst reagiert.

Auch umgekehrt gibt es eine Wirkung: Ein verspannter Psoasmuskel macht uns ängstlich. Die Expertin Liz Koch, Autorin des Buchs *The Psoas Book*, klärt seit den 1980er-Jahren – seitdem die erste Auflage in den USA erschien ist – darüber auf, dass zum Beispiel eine falsche Sitzhaltung und andere schlechte Umgangsweisen mit dem großen Psoasmuskel Auswirkungen auf unser Seelenleben haben.[23] Er hat »großen Einfluss auf unsere Psyche«[24], bestätigt auch die Zeitschrift *Brigitte*.

Schlecht für die Angst: die Wechselatmung

Der Atem beziehungsweise die yogische Atemtechnik ist für mich persönlich das effektivste Mittel gegen Angst. Und dabei so wunderbar einfach. Sie ist wie ein in uns integrierter Geschenkekorb, der nie leer wird. In besonders schweren Zeiten, in denen wir von Stress oder gar Panikattacken geplagt werden, können wir uns mit der Wechselatmung *(Nadi Shodhana)* aushelfen. Sie wird auch »Reinigungsatmung« genannt und erhöht den Sauerstoffgehalt im Körper effektiv. Wir fühlen uns lebendiger, wenn wir diese Übung machen.

Übung: Wechselatmung – die Reinigungsatmung

- Setzen Sie sich bequem und aufrecht hin, die Schulterblätter sind entspannt. Klappen Sie den Zeige- und den Mittelfinger der rechten Hand ein.

- Schließen Sie das rechte Nasenloch mit dem rechten Daumen und atmen Sie 4 Sekunden lang durch das linke Nasenloch ein. Schließen Sie anschließend beide Nasenlöcher und halten Sie die Luft für 4 Sekunden an.

- Verschließen Sie das linke Nasenloch mit dem Ringfinger der rechten Hand, atmen Sie ruhig und gleichmäßig rechts 8 Sekunden aus.

- Dann atmen Sie rechts 4 Sekunden ein. Halten Sie wieder die Luft 4 Sekunden an und dabei beide Nasenlöcher geschlossen. Der Kopf bleibt in der Mitte. Atmen Sie links 8 Sekunden aus.

- Das war die erste Runde. Machen Sie insgesamt drei bis acht Runden. Der Atemrhythmus sieht dabei so aus: 4 Sekunden einatmen, 4 Sekunden Luft anhalten, 8 Sekunden ausatmen (4:4:8).

- Wenn Sie die Wechselatmung die nächsten Male üben, können Sie sich langsam auf den Rhythmus 4:8:8, dann auf 4:12:8 und schließlich auf 4:16:8 steigern, das heißt, Sie verlängern die Phase des Luftanhaltens nach und nach.

- Wenn Sie mit der Technik vertraut sind, stellen Sie sich beim Rechts-Ausatmen vor, wie sich die rechte Körperhälfte entspannt, und wenn Sie links ausatmen, wie sich die linke Körperhälfte entspannt.

- Achten Sie darauf, dass die Wirbelsäule weiterhin aufgerichtet ist, die Schultern locker bleiben und der Kopf sich nicht zur Seite neigt.

- Mit der Zeit werden Sie durch das Üben entspannter, kräftiger und positiver. Falls das Luftanhalten unangenehm ist oder wenn Ihnen schwindlig wird, sollten Sie sanft ganz normal weiteratmen, damit der Schwindel vergeht. Doch nach einer Weile wird das nicht mehr passieren. Je erfahrener man in dieser Übung ist, umso länger können die Phasen des Luftanhaltens werden. Wenn man zehn- bis zwölfmal ein- und ausgeatmet hat, fühlt man sich schon sehr viel entspannter.

Konzentriertes Üben bei Schlafproblemen

Wenn wir Yoga üben oder meditieren, zeigen wir unserem Körper, dass er nicht in Gefahr ist. Der Herzschlag wird langsamer, die Atmung ruhiger, der Blutdruck sinkt. Wir atmen sanft in unsere Begrenzungen hinein, anstatt darin körperlich und geistig zu versteifen.

Nur im Achtsamkeitsmodus erkennen wir, dass wir zwar Ängste haben, dass wir aber diese Ängste nicht *sind*. Bei starken Ängsten, die uns ganz ausfüllen, haben wir den Eindruck, als ob es nichts anderes als Angst und Bedrohung im Leben gäbe. Doch im achtsamen Umgang mit unseren Ängsten lernen wir, Distanz zu ihnen zu finden.

Wir haben immer einen gesunden Kern tief in uns, auch wenn wir von Problemen, schlechten Gedanken und Gefühlen geschüttelt werden. **Je öfter wir uns bewusst machen, wie weit wir unseren Ängsten folgen, umso öfter werden wir unsere Reaktionen darauf enttarnen können.** Und umso weniger verlockend werden die Angstangebote sein, die in unserem Geist entstehen.

Mir ist klar, wie einfach das klingt, doch ich weiß selbst, wie schwierig es sein kann, den Kopfkrieg, dem man sich ausgesetzt fühlt, zu beenden. Ich habe die Erfahrung gemacht, dass schon der kleinste Moment des

Ausbrechens aus dem Angstkreislauf Wunder wirkt, selbst wenn es nur das Erkennen des Kreislaufs ist.

Nehmen wir an, Sie liegen nachts im Bett und können nicht einschlafen. Wenn Sie versuchen, sich dazu zu zwingen, wird sich wahrscheinlich nichts ändern. Ich mache in solchen Situationen eine einfache Zählübung, die ich Ihnen hier beschreibe. Oder probieren Sie die nachfolgende Übung »Gegenstände beschreiben« aus. Sammeln Sie persönliche Erfahrungen und sehen Sie, was Ihnen am besten hilft.

Übung: Von 1000 rückwärts zählen

- Folgen Sie achtsam dem Atem, statt sich auf das Gedankenkarussell einzulassen.
- Beginnen Sie nun, von 1000 rückwärts zu zählen.
- Sobald ein Gedanke Sie daran hindert und Sie mit auf die Reise nimmt, geht es wieder weiter bei der letzten Zahl, an die Sie sich erinnern können. Von dort aus zählen Sie weiter rückwärts.
- Machen Sie einfach immer weiter, bis Ruhe einkehrt und Sie einschlafen können.

Übung: Gegenstände beschreiben

- Diese Übung erfolgt im Sitzen. Schalten Sie ein sanftes Licht an und beobachten Sie für eine Weile achtsam den Atem.
- Bestimmen Sie den Grad Ihrer Angst auf einer Skala von eins bis zehn, wobei die Eins für sehr wenig Angst steht, die Zehn für starke Angst.
- Konzentrieren Sie sich auf einen Gegenstand in Ihrer Nähe und beschreiben Sie diesen im Flüsterton so genau wie möglich, als würden Sie einer Person, die ihn nicht sehen kann, von ihm erzählen.
- Sei es eine Wasserflasche oder ein Cremetöpfchen, ein Bild oder ein Kissen – so in etwa können die Fragen aussehen, die Sie zu dem Gegenstand beantworten: Wie schwer ist er? Wie fühlt sich die Oberfläche an? Welche Farben sind zu sehen? Welchen Geruch verströmt er? Wie viel mag er wohl wiegen? Gibt es eine Aufschrift?
- Bleiben Sie so lange wie möglich dabei, mindestens aber zwei bis drei Minuten.
- Dann wenden Sie sich wieder Ihrer Angst zu. Fragen Sie sich: Wie intensiv sind meine Angstgefühle jetzt? Nennen Sie wieder eine Zahl zwischen eins und zehn.
- Widmen Sie sich dann einem anderen Gegenstand, den Sie auch zwei bis drei Minuten lang beschreiben.
- Und erneut stufen Sie die Angstintensität auf einer Skala von eins bis zehn ein.

Man mag sich komisch vorkommen, mit einer imaginären Person zu sprechen, aber wenn man erst mal über diese Peinlichkeitsgefühle hinweg ist, merkt man, dass das eine wundervolle Übung ist. Man muss es nur wirklich ernsthaft versuchen. So schafft man Distanz zur Angst. Falls Sie sich nicht auf Gegenstände fokussieren möchten und sich stattdessen lieber im Schneidersitz und mit geschlossenen Augen auf Ihre Ujjayi-Atmung konzentrieren (siehe Seite 58), ist das auch in Ordnung. Bei der Fokussierung auf Gegenstände kommt es übrigens nicht auf die Gegenstände selbst an, es geht vielmehr darum, sich im Jetzt zu verorten und der Fixierung des Verstandes zu entkommen.

Ich versuche bei meiner persönlichen Einschlafübung auch ganz klar, die Angst zu benennen, statt sie zu verdrängen. So verliert sie zumindest einen Teil ihrer Macht über mich. Ich bringe die Angst ans Licht und nehme ihr den Schrecken, indem ich sie genau betrachte.

Manchmal findet man mithilfe solcher Übungen nicht in den Schlaf zurück. Auch das ist in Ordnung. Dann hat man sich immerhin eingestanden, dass der Schlaf nicht zu retten ist. Denn es macht einen Unterschied, ob wir schlaflos sind und zusätzlich frustriert – oder aber schlaflos mit dem Bewusstsein, dass wir unruhig und ängstlich sein dürfen. Wir dürfen Schwächen haben. Wir dürfen Angst haben. Wenn wir das so sehen, ist das schon der erste Schritt, die Angst zu überwinden.

So mächtig negative Gedanken auch sein können, sie sind vergänglich, denn das ganze Leben ist ein Lied, das von Vergänglichkeit handelt. **Schlechte Gedanken verlieren an Kraft, und das umso schneller, je öfter wir Achtsamkeit üben und in unser Leben integrieren.**

Im Aufwind: Yogaforschung

Wir haben uns angesehen, welche Lawine Yoga in der Verhaltenstherapie ausgelöst hat. Ist es nicht seltsam, dass wir dieses jahrtausendealte Wissen erst richtig ernst nehmen, seitdem die Wissenschaft ihr Siegel darauf gegeben hat? Dabei gibt es diese Praxis schon seit so langer Zeit. Obwohl also bewusstes Atmen, Achtsamkeit und Meditation unsere

Medizin und unser Wissen über die Psyche gerade revolutionieren, ist die Yogapraxis als Ganzes immer noch von einer esoterischen Aura umgeben. Der Diplom-Psychologe Joachim Koch schreibt hierüber im *Deutschen Ärzteblatt*: »Wichtig wären mehr Wirksamkeitsstudien und qualitätsgesicherte Yogalehrer-Ausbildungen.«[25] Doch grundsätzlich steht auch für Joachim Koch bereits fest: »Mit Asanas, Atem- und Meditationstechniken kann sich Yoga positiv auf Körper und Geist auswirken. In der Psychotherapie eingesetzt kann Yoga dazu beitragen, Angstzustände zu verringern und Depressionen günstig zu beeinflussen.«

Es kommt einiges in Gang: Amy Weintraubs Buch *Yoga Skills for Therapists* (2012 in den USA erschienen), in dem sich die ehemalige Fernsehproduzentin mit der Integration der Yogapraxis in die Psychotherapie beschäftigt, findet immer mehr Beachtung. Weintraub, die 2003 das Buch *Yoga for Depression* veröffentlichte, litt einst selbst an einer Depression, die sie mit Yoga überwinden konnte: »Als ich anfing, täglich Yoga unter Anleitung zu praktizieren, konnte ich meine Medikamente allmählich absetzen und wieder zur Lebensfreude zurückfinden.«[26]

In einem Leserbrief an das *Deutsche Ärzteblatt* schreibt der Diplom-Psychologe und Stuttgarter Therapeut Stephan Hoyndorf über den Einzug des Yoga in die Therapiezimmer Deutschlands: »Inzwischen gibt es Literatur für Yoga für traumatisierte Patienten, Yoga bei Angst und vieles mehr. Manche Kliniken haben Yoga im Programm, als Ergänzung zum Nordic Walking quasi. Psychotherapeuten mit eigener Yogapraxis nützen die Bandbreite der Asanas, um Patientenbedürfnissen nach passenden Achtsamkeitsübungen gerecht zu werden. Manche Patienten können eben mit Yoga-Asanas eher den Zugang finden zur Achtsamkeit, als mit MBSR-Übungen. Es ist zu wünschen, wie auch schon erwähnt, dass es mehr Forschung gibt. Ich persönlich kenne einige Therapeuten, die privat regelmäßig Yoga machen – ich bin so einer –, und meine Therapien profitieren davon.«[27] Es ist ganz interessant, dass Hoyndorf die Yoga-Asanas als gute Ergänzung und sogar als Alternative zu MBSR-Übungen darstellt.

Der Berufsverband der Yogalehrenden in Deutschland e.V. (BDY) gab eine Studie in Auftrag: 2014 und 2018 wurden 2000 Männer und Frauen ab 14 Jahren Fragen zu ihrer Yogapraxis gestellt. 66 Prozent der Befragten haben mit dem Yoga begonnen, um das körperliche Befinden zu verbessern, fast genauso vielen (64 Prozent) geht es (auch) um ein verbessertes geistiges Befinden.[28] 86 Prozent konnten eine Veränderung durch die Yogapraxis bei sich wahrnehmen, 49 Prozent fühlen sich ausgeglichener, ruhiger und entspannter, 46 Prozent körperlich fitter.[29]

Ich bin überzeugt: Wenn in Zukunft weitere Studien zu Yoga hinzukommen, werden wir uns vor Erfolgs- und Glücksmeldungen nicht mehr retten können!

Doch immer noch regieren viele Menschen in der westlichen Welt mit Skepsis auf Yoga und Meditation, weil etwas, das nichts kostet, wohl kaum zum Glück führen kann. Aber das Gegenteil ist der Fall! **Zu lange haben wir das Wissen über die Verbindung von Körper und Geist verdrängt. Es ist Zeit, Achtsamkeit und Yoga zu üben, um unsere Ängste in den Griff zu bekommen.** Das hat mit Esoterik rein gar nichts zu tun. Wer sich einen Ruck gibt und sich auf die Weisheiten der Yogaphilosophie einlässt, wird nicht lange warten müssen, bis sich eine Wirkung zeigt.

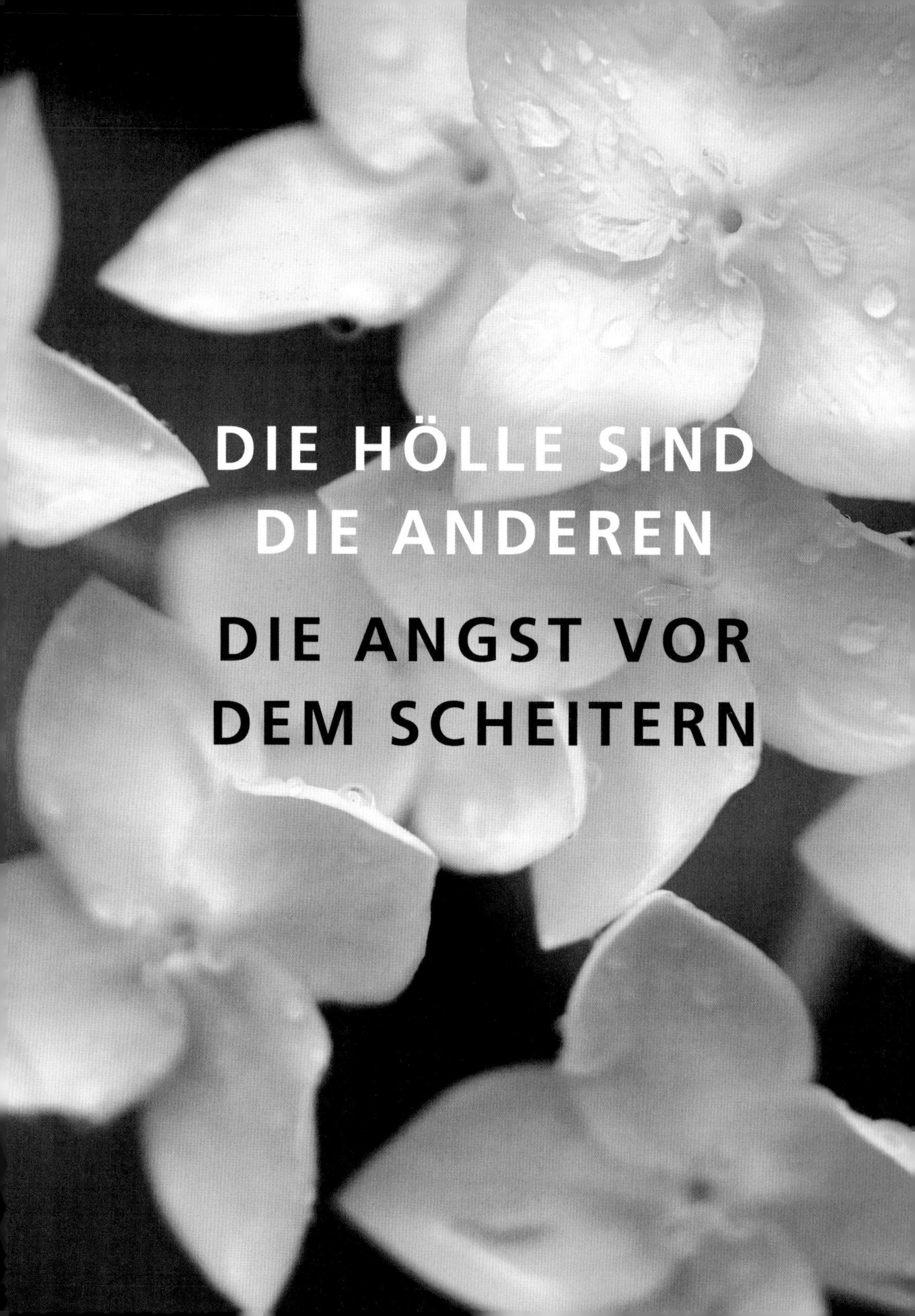

DIE HÖLLE SIND DIE ANDEREN

DIE ANGST VOR DEM SCHEITERN

Der Satz »Die Hölle, das sind die andern«[30] stammt von dem französischen Philosoph und Autor Jean-Paul Sartre. Eine ganz schön pessimistische Aussage. Doch sie ist durchaus berechtigt, wenn ich sehe, wie sehr wir unter der Meinung und der Erwartung anderer Menschen leiden können: Wir wollen beruflich vorankommen, weil wir Angst haben, dass andere uns für Versager halten. Wir wollen materiell etwas zu bieten haben, weil wir das Gefühl haben, neben den anderen, die mehr als wir haben, nichts darzustellen. **Doch wenn wir Angst haben, in den Augen unserer Mitmenschen zu scheitern, dann sind wir nicht frei.**

Als ich zum Beispiel versuchte, die Erwartungen meines Verlags zu erfüllen, stieß ich an meine Grenzen. Ich habe es am Anfang des Buchs erwähnt: Ich konnte nicht darüber schreiben, wie wir strahlend durchs Leben gehen. Mir fiel dazu nichts ein. Aber es gab ein Buchkonzept. Und ich hatte es schon abgenickt. Die Erwartungen an mich waren groß. Nur fühlte sich die Sache von Anfang an für mich nicht stimmig an. Ich konnte das erst gar nicht richtig benennen. Eine Lösung fiel mir erst recht nicht ein.

So ging ich erst mal auf Tauchstation. Dann tat ich nach einer zugegebenermaßen viel zu langen Verdrängungsphase leise und vorsichtig meine Zweifel an dem Konzept kund. Die Reaktionen waren wie zu erwarten: »Ja, aber worüber wollen Sie denn dann schreiben?« Verständnis – ja, aber auch Ratlosigkeit.

Ich wusste, dass gewisse Dinge bereits ins Rollen gekommen waren. Da ein Verlagsprogramm ja viel Vorlaufzeit hat, war mir klar, dass verschiedene Dinge bereits in die Wege geleitet worden waren. Früher hätte ich einfach getan, was man von mir erwartete. Weil ich den Druck nicht ausgehalten hätte. Aber inzwischen bin ich stärker und mutiger. Jetzt kann ich besser auf meine innere Stimme hören. Und mich danach richten.

Erst einmal lag ich nächtelang wach und fragte mich, wie ich die Situation retten konnte. Ich wälzte mich hin und her, dachte nach und grübelte.

Warum hatte ich mich schon wieder in so eine Situation manövriert? Da waren sie wieder, alle meine ständigen Begleiter und *Lieblingsängste*:

- nicht genug zu können
- nicht klug genug zu sein
- mich selbst zu überschätzen
- vor dem finanziellen Verlust
- vor dem Misserfolg
- vor dem Verlust der Würde
- mich lächerlich zu machen
- andere Menschen und mich selbst getäuscht zu haben

Und da fiel es mir wie Schuppen von den Augen: Genau darüber sollte ich schreiben! Über die Angst, die mich beherrschte, lähmte und blockierte. Über die verschiedenen Formen der Angst und deren Auswirkungen. Über Möglichkeiten, ihr kraftvoll zu begegnen und an ihr zu wachsen. Das war zuerst nicht viel mehr als eine Idee. Ich hatte noch kein Konzept, nur ein Gefühl. Und auf dieser Basis schlug ich dem Verlag vor, ein völlig anderes Buch zu schreiben.

Wenn Sie jetzt denken: »Nun, für Ursula Karven ist das leicht! Wäre ich in ihrer Position, könnte ich mir das auch leisten«, kann ich Ihnen nur entschieden widersprechen. Es ist niemals leicht, die Erwartungen, die an einen gestellt werden, nicht zu erfüllen.

Die meisten Menschen sind so erzogen, dass sie es immer allen recht machen wollen – insbesondere, wenn es um das Berufliche und um Erfolg geht. Ich hatte Bedenken, dass niemand meine Idee verstehen würde, dass ich nicht Expertin genug bin für einen solchen Ratgeber, dass es mir nicht gelingen würde, dieses Buch zu schreiben. Ich fürchtete, daran zu scheitern. Ich hatte Angst davor, ein Buch über Angst zu schreiben. Aber genau das, genau diese Sorgen und Gedanken bestärkten mich darin, dass das Thema wichtig ist. Und dass ich es versuchen musste.

Und Tatsache: Der Verlag war der Idee nicht abgeneigt! Beflügelt von diesem Zuspruch dachte ich darüber nach, wie sehr Stress, Scham und Scheitern mit Angst zusammenhängen.

Ich bin so im Stress …

Wir sind heutzutage nicht nur oft gestresst, wir sind es auch noch gern. Überlastet zu sein bedeutet, gefragt zu sein. Unverständlicherweise tragen wir manchmal unseren Stress zur Schau wie ein modisches Outfit. Es ist einfach angenehmer, mit Zeitdruck und Terminschwierigkeiten zu argumentieren (außerdem gibt es weniger Nachfragen). Anstatt zu sagen: »Damit es mir besser geht, nehme ich mir Zeit für mich selbst, gehe früh schlafen und meditiere morgens eine halbe Stunde«, sagen wir: »Von früh bis spät bin ich vollgestopft mit Arbeit und Terminen, total busy. Ich habe kaum Zeit, etwas zu essen.«

Die esoterisch angehauchte Achtsamkeitsschiene kommt manchmal auch zu dämlich rüber. Aber im Stress zu sein, zu viel um die Ohren zu haben, das klingt schon interessanter, nicht wahr? Wer will schon »achtsamkeitlich harmlos« und dementsprechend langweilig sein? Dann bitte doch lieber die Energie eines gestressten Top-Performers an den Tag legen.

Was diese merkwürdige Prioritätenliste unserem Körper – und unserer Seele – antut, merken wir natürlich trotzdem. Doch aus Angst, nicht zur Top-Performer-Welt zu gehören, machen wir viel zu oft mit und lassen uns immer wieder auf die Druckwelt ein.

Es ist ja nicht so, dass es keinen Spaß macht, wie eine Irre zu arbeiten, vor allem wenn es ein tolles Projekt ist. Interessanterweise liebte ich meine Workaholic-Phasen sehr – auch wenn ich zwischendurch fast hysterisch vor Müdigkeit und Erschöpfung war.

Noch mehr geht einfach nicht

Meine absurdeste Workaholic-Geschichte geht so, dass ich einmal drei Wochen lang durchgehend für ein Yoga-, Ernährungs- und Meditationsprogramm gedreht habe. Ausgerechnet. Obwohl mir die Produktion angeboten hatte, alles in fünf Wochen mit Erholungsphasen zu drehen, wollte ich das Ganze in einem Rutsch durchziehen, um danach möglichst schnell wieder für andere Projekte parat zu stehen.

Ich habe dabei fast sieben Kilo abgenommen, und das ist bei meinem meist ohnehin eher niedrigen Gewicht wirklich nicht sinnvoll und förderlich. Am Ende der drei Wochen musste ich alles mit langen Ärmeln und möglichst kleinem Halsausschnitt drehen, da meine Schulterknochen sich so abhoben, dass es einfach nicht mehr gesund aussah.

Es gab für alle im Team Ersatzspieler. Das wurde von der Crew auch mit Recht klar gefordert. Jeder bekam Pausen, nur für mich, das Zirkuspferd, gab es keine.

Nach diesen Dreharbeiten musste ich mich erst mal zehn Wochen lang komplett zurückziehen, denn ich wurde total krank. Dadurch habe ich dann tatsächlich mehrere Jobs verloren. Okay. Lektion gelernt! Und das hoffentlich für immer.

Wir trauen uns im Berufsleben oft nicht, Nein zu sagen. Wir checken unsere Mails auch abends und am Wochenende, lassen uns ausbeuten und verhindern nicht, dass Arbeitszeit und Freizeit immer mehr ineinanderfließen und verschwimmen. Wir fürchten uns davor, dass – wenn wir es nicht tun – jemand anderer unseren Job übernimmt. Die vielleicht sogar Besseren stehen ja quasi schon vor der Tür! Und was, wenn wir plötzlich arbeitslos wären? Wie sollen wir das Dach über unserem Kopf bezahlen, wovon sollen wir leben? Die Ängste, die sich rund um berufliches Versagen und materiellen Besitz drehen, sind vielfältig. Und sie sitzen tief. Gerade uns Deutschen sagt man ein besonders ausgeprägtes

Sicherheitsdenken nach. Doch auch dahinter verbirgt sich meist Angst. Wie auch hinter dem Stress, den wir uns machen.

Auch hier wäre ein wenig Distanz vonnöten, ein kleiner Schritt zurück, der uns einen klareren Blick ermöglicht, um zu spüren, wie sinnlos es eigentlich doch ist, es bestimmten Leuten recht machen zu wollen. Um zu erkennen, dass der momentane Arbeitgeber oder die momentanen Kollegen es nicht verdienen, dass man sich vor deren Urteil so sehr fürchtet. Dass es Alternativen zu diesem Arbeitgeber (und den Kollegen) gibt. Dass man die *Möglichkeit* hat, sich woanders zu bewerben.

Solche Erkenntnisse und vor allem die Konsequenz, Taten folgen zu lassen, sind besser möglich, wenn wir über genügend Achtsamkeit uns selbst gegenüber verfügen.

Wir dürfen Fehler machen!

Vermeiden können wir sie sowieso nicht. Keine Strategie oder Taktik kann uns vor dem Scheitern bewahren, mag sie auch noch so ausgeklügelt sein.

Wir können immer bessere Strategien entwickeln, wir werden im Leben trotzdem scheitern, wieder und wieder. Als wir laufen gelernt haben, sind wir hingefallen. Wir sind gegen Ecken gerannt, über Hindernisse gestolpert und vielleicht sogar mit voller Wucht aufs Gesicht gefallen. Aber wir haben dadurch ja etwas gelernt: nämlich unsere Bewegungen besser zu koordinieren und uns im Fall der Fälle zu schützen.

Warum haben wir uns diese kindliche Philosophie des Wiederaufstehens, Weitermachens und Weiterlaufens nicht bewahrt? Wann haben wir aufgehört, darauf zu vertrauen, dass wir beim zweiten, dritten oder vielleicht erst beim vierten Anlauf viel mehr lernen als ohne die Erfahrung des Fallens?

Was folgt aus all dem? Um nichts falsch zu machen, wagen wir nichts. Um uns nicht eingestehen zu müssen, dass unsere Träume geplatzt sind, versuchen wir erst gar nicht, sie uns zu erfüllen. Wir trauen uns nicht, die Kontrolle abzugeben, sondern bleiben lieber in dem Umfeld, das wir kennen. In dem Job, der uns nicht glücklich macht. In der Position, die unserem Potenzial nicht entspricht. Wir erschaffen uns eine Realität möglichst ohne Risiken. Wer will sich schon die Finger verbrennen? Hat ja schon beim ersten Mal sehr wehgetan. Also lieber auf Nummer sicher gehen.

Ja, es ist verständlich, Angst vor dem Ungewissen zu haben und sich um die eigene Existenz, die materielle Sicherheit zu sorgen. Ja, es ist unangenehm, Menschen zu enttäuschen, die einem eine Aufgabe anvertraut haben. Dass man sich davor fürchtet, ist absolut klar. Dass man sich schuldig fühlt, wenn einem ein Fehler unterlaufen ist, auch. Dennoch müssen wir lernen, unsere eigene Fehlbarkeit anzunehmen – und damit zu leben. Wir haben gar keine andere Wahl. Weil sie nun einmal zu uns gehört.

Fehler zu machen hat immer mit Lernen zu tun. Wenn wir merken, dass wir uns wegen unserer Versagensängste zu großen Stress machen, sollten wir unbedingt lernen, uns zu erlauben, Fehler zu machen.

Wer einen Fehler macht, ist nicht gut genug in dem, was er tut. So denken wir. Wir messen Fehlern keinen Wert bei. Sprüche wie »Jeder macht mal Fehler« oder »Aus Fehlern wird man klug« scheinen allenfalls beschwichtigend das Selbstmitleid zu übertünchen. Allerdings können Fehler unsere Welt komplett erschüttern. Und oft urteilen wir über unsere Fehler noch härter als unser Umfeld. Wir haben kein gesundes Verhältnis zu Fehlern. So kommt es, dass wir uns möglichst keine erlauben und möglichst alles tun, um Fehler von vornherein zu vermeiden. Das Vermeiden blockiert aber unsere Energie. Hinzu kommt noch die Angst, dabei ertappt zu werden. Wir sorgen uns vor Bloßstellung und dem Urteil der anderen.

»Fehler zu machen ist ganz normal. Deshalb haben die Menschen den Radiergummi erfunden.« Das sagt eine Freundin von mir stets zu ihren Kindern, wenn die sich bei den Schulaufgaben ärgern. Denn schon in jungen Jahren packt uns der Ehrgeiz, alles richtig zu machen. Kinder werfen wutentbrannt Heft und Stift durchs Zimmer, weil sie sich beim Schreiben vertan haben. Aus Verzweiflung darüber, dass das berechnete

Ergebnis nicht korrekt ist, fangen sie an zu weinen. Fehler seien etwas Schlechtes, erklärt man ihnen in der Schule. Leider hören sie zu selten, dass Fehler zu etwas gut sein können. Es gibt nur eine richtige Lösung, und wer sie nicht findet, bekommt keine gute Note. Die Kinder erkennen schnell, wie wichtig es ist, nicht zu versagen. Sie sehen, dass andere besser, schneller, klüger sind – und dafür belohnt werden.

Das Wettbewerbsdenken ist leider im Bildungssystem verankert und auch im Sport ein essenzieller Bestandteil. Gewinnen kann immer nur einer, und zwar der Beste. Alle anderen sind automatisch Verlierer, selbst die auf dem zweiten und dritten Platz.

Man soll über Fehler lachen und sich nicht schämen? Die Realität sieht anders aus. Welcher Chef freut sich schon über die falsche Kalkulation eines Mitarbeiters, die das Unternehmen viel Geld kostet? Welcher Vater findet es lustig, wenn der Sohn den Schulabschluss nicht schafft?

Die Willkür unserer Sozialisierung

Eine Geschichte über Sozialisierung und unser Wertesystem hat mich total fasziniert: das Beispiel von einem Geschwisterpaar. Das Mädchen ist praktisch veranlagt und kann alles reparieren, hat aber Konzentrationsschwierigkeiten und kann sich Dinge schlecht merken. Ihr Bruder ist verträumt, musisch begabt, gut in der Schule und interessiert sich für Philosophie. Er hat aber, was praktisches Handeln betrifft, zwei linke Hände. Auf dem Land wird der Junge als seltsamer Träumer bezeichnet. Früher wäre er vielleicht sogar als Nichtsnutz beschimpft worden. Das Mädchen dagegen gilt als patent und klug. Jetzt stelle man sich die Situation mal in einer großen Stadt vor, und es wäre tatsächlich fast umgekehrt. Denn da würde wohl der Klavier spielende, belesene Junge als hochbegabt gelten, während das Mädchen zwar auf einen praktischen Ausbildungsplatz, aber sonst kaum auf Lob hoffen könnte. Oft hängen unsere Werturteile vom Wertesystem vor Ort ab, also von der Sozialisierung. Vieles von dem, was wir für falsch halten, wofür wir uns schämen und wovor wir Angst haben, wird anderswo vielleicht gar nicht so gesehen.

Daher sollten wir lernen, unsere eigenen Bewertungen zu hinterfragen. Das, was wir bei uns oder anderen für einen Fehler halten, kann auch eine Stärke sein. Und wenn wir einen Fehler finden, sollten wir ihn als Teil unserer selbst akzeptieren und liebevoll damit umgehen. Wenn wir es schaffen, diese Erkenntnis zu integrieren, haben unsere Fehler keine Macht über uns – und wir haben weniger Angst, mehr aus uns herauszugehen.

Schuldbewusstsein – eine Form der Angst

Ganz eng verknüpft mit unserer Fehlbarkeit ist unser Schuldbewusstsein. Fehler führen dazu, dass wir uns schuldig fühlen und oft lange Zeit unter solchen Gefühlen leiden. **Schuld ist für mich eine besondere Form der Angst, sie ist die Angst vor unserem Recht auf das eigene Glück.**

Das muss ich etwas genauer erklären: Unser Schuldgefühl ist häufig größer als der Fehler, der dieses Gefühl auslöst. Und auch wenn die Schuldgefühle berechtigt sind, weil unsere Vergehen entsprechend groß waren: Die Schuld hindert uns daran zu akzeptieren, dass wir unvollkommene Wesen sind, die unvollkommene Dinge tun. Die Schuld darf uns nicht einreden, dass wir fehlerlose Wesen sein müssen. Das sind wir nicht. Welche Fehler uns auch immer im Leben unterlaufen sind, unser Recht auf das eigene Glück bleibt ungeachtet davon bestehen! Wir dürfen uns nicht mit quälenden Schuldgefühlen bestrafen. Mir geht es hier nicht darum, Verbrechen oder die Missachtung von Gesetzen zu rechtfertigen, sondern um die Fehler, die das Leben von uns erschüttern. Kurz: Wir dürfen Schuldgefühle nicht zu unserem Zuhause machen.

Da können wir uns ein Beispiel an den USA nehmen. Insgesamt elf Jahre habe ich dort gelebt und weiß daher zu gut, dass die Angst vor Fehlern nicht in jeder Gesellschaft auf so fruchtbaren Boden wie bei uns in Deutschland fällt. In den USA zum Beispiel gehört eine geschäftliche Niederlage zu den Erfahrungen, die einen Unternehmer prägen – ein Bankrott ist zwar schmerzhaft, doch öffnet einem der Staat danach weitaus mehr Türen, um einfach noch einmal von vorn anfangen zu können und beim nächsten Anlauf erfolgreicher zu sein.

Ich habe von einem großartigen Konzept gehört, das mich sehr fasziniert. Die Idee stammt aus Mexiko, wo einige Freunde einander eines Abends von eklatanten Misserfolgen in ihrem Leben berichteten. Daraus wurden die sogenannten FuckUpNights.

Mittlerweile haben sie in zahlreichen Ländern Nachahmer gefunden. Dabei wird das berufliche Scheitern zelebriert – und zwar auf der Bühne. Wer sich traut, stellt sich hin und erzählt von einem persönlichen Misserfolg.

Die Motivation dahinter ist einerseits, diese Erfahrungen mit anderen zu teilen, damit sie aus fremden Fehlern lernen können. Andererseits befreien sich die »Gescheiterten« von den Gefühlen, die in ihnen rumoren. Es ist auch total normal, dass jemand auf der Bühne in Tränen ausbricht. Doch es gibt auch witzige Momente, denn wie heißt es so schön: Komik ist Tragik in Spiegelschrift. Und am Ende bleibt Erleichterung. Was für eine grandiose Art, mit beruflichen Fehlern umzugehen!

Die Macht negativer Glaubenssätze

Unbewusst folgen wir zahlreichen Glaubenssätzen. Viele von ihnen haben mit unserer frühen Kindheit zu tun.

Welche Glaubenssätze dominieren bei Ihnen? Woran erinnern Sie sich, wenn Sie über prägende Sätze aus jungen Jahren nachdenken? Was haben Ihre Eltern Ihnen vorgelebt? Wovon können Sie sich bis heute nicht lösen?

Mein Vater sagte gern, wenn ich mich irgendwo hinsetzte: »Bist du müde? Musst du dich ausruhen?« Und er sagte es in einem Ton, der klarmachte, was er davon hielt. Das führte dazu, dass meine Geschwister und ich uns zu Hause nie entspannten – oder nur heimlich. Wir mussten immer den Eindruck erwecken, beschäftigt zu sein, etwas zu tun, etwas zu leisten.

»UM NICHTS FALSCH
ZU MACHEN, WAGEN
WIR NICHTS. UM UNS
NICHT EINZUGESTEHEN,
DASS UNSERE TRÄUME
GEPLATZT SIND,
VERSUCHEN WIR ERST
GAR NICHT, SIE UNS ZU
ERFÜLLEN.«

Das hat sich festgesetzt, und es fällt mir heute noch schwer, untätig zu sein. Solche kleinen Sätze, die auf uns niedergeprasselt sind, unreflektiert von den Eltern, haben Folgen: Wir denken dann, dass wir nicht gut, nicht effizient oder nicht schnell genug sind, wenn wir eine Auszeit brauchen. Und dann nehmen wir sie uns nicht. Denn wir wollen ja geliebt werden! Wir wollen den Erwartungen der Eltern entsprechen. Also gehen wir an unsere Grenzen – und darüber hinaus.

Doch dieser kleine harmlose Glaubenssatz rumort immer noch in mir. Wenn ich merke, dass ich eine Pause brauche, kämpfe ich mit mir selbst. Ich habe das Gefühl, dass ich mir diese Pause nicht nehmen darf, schon gar nicht, wenn ich beispielsweise Besuch habe oder arbeiten muss oder von Menschen umgeben bin. Das tut man schließlich nicht. Was sollen die von mir denken? Sie würden glauben, dass ich faul bin. Oder mich für eine todlangweilige Person halten. Dabei weiß ich genau, dass ich nach einem kurzen Moment der Ruhe und des Verschnaufens – wenn ich beispielsweise zwei, drei Yogaübungen mache oder 20 Minuten schlafe – konzentrierter bin und effizienter arbeiten kann.

Und obwohl mir diese Mechanismen bewusst sind und ich sie durchschaue, obwohl ich weiß, dass ein alter Glaubenssatz aus meiner Kindheit mich so rastlos macht und ständig antreibt, ist es schwer, aus diesem Muster auszubrechen. Ich muss mir das immer wieder bewusst machen, ehrlich sein und mich überwinden, um sagen zu können: Es ist okay. Ich ruhe mich jetzt kurz aus.

In dem, was Sie lieben, sind Sie gut

Wir werden täglich mit Erwartungshaltungen konfrontiert. Und häufig fehlt uns der Mut, auf die innere Stimme zu hören und etwas zu tun, was der Erwartungshaltung anderer entgegengesetzt ist. Wir haben Angst, zu hundert Prozent das zu tun, was unser Bauchgefühl schon lange weiß, und zu uns zu stehen. Und wir halten es für gefährlich, einen unkonventionellen Weg einzuschlagen.

Ich bin überzeugt: In dem, was Sie lieben, sind Sie gut. Menschen sind immer gut in dem, was sie tun – wenn sie es wirklich gern tun. Wir können darauf vertrauen, dass alles sich finden wird, wenn wir auf unser Herz hören.

Nehmen wir die Arbeitswelt als Beispiel: **Wer seine Arbeit liebt, ist erfolgreich.** Ein Job ist wie eine Liebesbeziehung: Wenn man nicht liebt, was man tut, ist man auch nicht im energetischen Fluss – und der Erfolg stellt sich dann mit großer Wahrscheinlichkeit auch nicht ein. Es kann wirklich schwierig sein, sich von Dingen zu lösen, selbst wenn man sie nicht mag.

Wir denken oft, wir müssten erst in eine bestimmte Position kommen, eine bestimmte Summe Geld erwirtschaften, dies oder das erreichen, um endlich machen zu können, was wir wollen. Um endlich das Glück zu leben, das sich dann einstellt. Dann aber! Dann geht es los. Dann wird alles anders. Ab da fange ich richtig an zu leben. »Wenn ich finanziell unabhängig wäre, wäre ich glücklich«, glauben wir. Ich habe in meinem Leben viele sehr erfolgreiche Menschen getroffen, auch in Los Angeles, in Hollywood. Menschen, von denen ich als Schauspielerin dachte: Die haben alles erreicht, alles! Doch ich kann Ihnen aus erster Hand sagen: Vom Glücklichsein waren viele weit entfernt. So weit entfernt vom Glück, dass viele von ihnen sich selbst zerstört haben. Sie müssen keinen Status erreichen, keinen Blockbuster drehen, keine bestimmte Summe auf dem Konto haben, um sich zu erlauben, endlich das zu tun, was Sie tun möchten.

Machen Sie es jetzt. Der richtige Zeitpunkt ist immer der jetzige. Es gibt nichts anderes als den gegenwärtigen Moment.

Als ich noch als Gründungsmitglied aktiv bei »bellybutton« war, einem Bekleidungsunternehmen für Babys und Kinder, hatten wir 35 weibliche Mitarbeiterinnen. Nachdem wir eine Studie zu diesem Thema gelesen hatten, beschlossen wir, allen unseren Mitarbeiterinnen freizustellen, in welchem Bereich sie tätig sein wollten. Das war damals noch viel ungewöhnlicher, als es das heute ist.

Wir setzten es wirklich um. Nicht alle wollten wechseln, manche blieben in ihrer Position. Andere trauten sich eine kleine Veränderung zu.

Wieder andere wagten den großen Schritt und ließen sich beispielsweise von der Buchhaltung in die Schnittabteilung versetzen. Und was soll ich sagen: Es funktionierte! Es funktionierte sogar ausgesprochen gut.

Wir ermöglichten Home Office und fragten die Mitarbeiterinnen, wer ins Büro kommen und wer lieber von zu Hause aus arbeiten wolle. Die Mitarbeiterinnen konnten je nach Lebenssituation entscheiden – und wurden doppelt so effizient und produktiv. Auch diese Erfahrung hat mich in dem Wissen bestätigt, dass wir in dem, was wir gern tun, viel besser und erfolgreicher sind. Ich glaube, dass unsere Gesellschaft diese Tatsache allmählich erkennt und sich in diese Richtung entwickelt. Vielerorts ist es noch ein weiter Weg, aber innovative Unternehmen haben diesen Effekt längst erkannt.

»Ich werde mal Schauspielerin!«

Ich bin überzeugt, dass man als Kind klar spürt und weiß, welche Richtung man im Leben einschlagen will. Dann kommt uns die Sozialisation dazwischen – mit all den Leuten, die es »aus eigener Erfahrung« besser wissen: die Eltern, die uns einreden, dass aus uns doch »was werden soll«, die Lehrer, die glauben, unsere Talente »liegen eher woanders«. »Damit kann man doch kein Geld verdienen« oder »Damit kommst du doch nicht weit«, heißt es. Diese Menschen sind größer und älter und vermeintlich klüger als wir, sie sind Bezugs- und Vertrauenspersonen. Deshalb schenken wir ihnen Glauben.

Als Kind hatte ich ein erstaunlich großes Interesse an Indien, an Yoga und an Meditation. Ich weiß nicht einmal genau, woher das kam, und in einem Ort wie Söflingen gab es kaum Zugang zu Informationen dieser Art, auch nicht in der kleinen Bücherei. Das Internet, zu Hause abrufbar? Das war damals noch nicht einmal Vision. Trotzdem haben mich allein die Worte Yoga und Meditation magisch angezogen, ich wollte unbedingt wissen, was das ist und wie das geht.

Ähnlich erging es mir mit dem Wunsch, Schauspielerin zu werden, der sehr früh in mir aufkam. Ungefähr mit fünf Jahren sah ich mit meinen Eltern Esther Williams im Fernsehen. Sie war Synchronschwimmerin, eine Ikone, und in diesem Revuefilm tauchte sie aus einem Flammenkranz aus dem Wasser, an einer Schaukel. Sofort fragte ich: »Was ist das für ein Beruf?« »Schauspielerin«, sagten meine Eltern. Und es war mir gleich klar: Das wollte ich auch. Ich wünschte mir, Teil von so einem Spektakel zu sein. Diese Traumwelt faszinierte mich. Das war besser als jedes Märchenbuch aus der Söflinger Bücherei.

Ich wünschte mir, Geschichten zu erzählen, und wollte im Fernsehen in einer Wunderwelt sein. Na, und da saß ich eben in Söflingen. Meine Eltern hatten keine hilfreichen Beziehungen und kannten niemanden. Doch ich war zielstrebig und habe mir durch Modeln die Schauspielausbildung finanziert. In meiner ersten Rolle im Tatort bin ich sofort als Drogentote gestorben, muss das aber immerhin so gut gemacht haben, dass man mich noch einmal für eine Hauptrolle engagiert hat – und damit hat alles angefangen.

»Pass auf, da kommst du unter die Räder«, sagte meine Mutter. Sie war sehr um mich besorgt, aber ich habe mich meinen Eltern entzogen. Ich wollte weg, wild sein, hinaus in die Welt. Und ich war unerschütterlich in diesem Glauben. Nichts war mir wichtiger als meine Unabhängigkeit. Das war wie ein Befreiungsschlag in jeder Hinsicht – von meinem Elternhaus, von der Kleinstadt und der Enge, die das alles in mir ausgelöst hat.

Den Kindheitstraum vom Schauspielen habe ich mir entgegen den Erwartungen meiner Eltern erfüllt – und auch zu Indien, zu Meditation und Yoga habe ich gefunden. Es hat eine Weile gedauert, aber schließlich bin ich genau dort angekommen, wohin es mich schon als Kind gezogen hat. Meine jugendliche Kraft und mein Mut haben mir geholfen, meinen ureigenen Weg zu gehen. Dafür bin ich dankbar.

Good for you! Spar dir deinen Neid

Die wenigsten Menschen in der »Neuen Welt«, den USA, ziehen eine Brücke zwischen Stil und Status. Außerdem haben Amerikaner natürlich auch ein ganz anderes Bewusstsein für Stil. Mein Exmann hatte beispielsweise beim Essen immer die Hand unter dem Tisch.

»Warum machst du das?«, fragte ich.

»Warum nicht?«, sagte er.

Das hat mich damals geärgert, denn ich fand es unmöglich, so zu essen. Ich war zu sehr in meinen Zwängen gefangen, um mir solche Freiheiten am Esstisch vorstellen zu können, geprägt von meinen Gewohnheiten. Die anerzogenen Kniggeregeln erschienen mir schlüssiger als die große Freiheit in den Staaten. Dabei kann es so leicht gehen, ohne Zwänge zu sein.

Wenn wir Besuch aus Deutschland hatten, konnten meine eingeflogenen Freunde nicht anders als alles, was sie sahen, sofort zu bewerten. Auf einmal störten mich Kommentare wie beispielsweise über einen Regisseur, der seinen ersten Film vorgeführt hatte: »Ich fand den Film sehr schön, aber die Musik hat mir persönlich nicht gefallen.« »Das Kostüm hat meiner Meinung nach nicht wirklich zur Geschichte gepasst.« Mein Exmann sah mich in solchen Fällen immer mit offenem Mund an. Ich fragte mich, was das mit der »ehrlichen Meinung« eigentlich sollte – und wem es wirklich nutzte, vor allem wenn es noch nicht einmal einen triftigen Grund dafür gab, sie zu äußern. Diese deutschen Bewertungszwänge nervten mich mit der Zeit immer mehr. Und ich dachte mir: Soll sich doch jeder in seinen eigenen vier Wänden so einrichten, wie er will. Whatever makes them happy! Soll doch jeder nach seiner Fasson leben! Mir wurde jedes Mal wieder vor Augen geführt, in was für einer Begrenztheit ich aufgewachsen bin – und wie sehr ich mich bereits verändert hatte. Ich hatte gelernt, die anderen einfach sein zu lassen, ohne ihren Stil, ihren Geschmack, ihr Verhalten ständig zu beurteilen. Natürlich gibt es Stimmen, die dann sagen: »Das ist doch oberflächlich, wir sind dafür ehrlich!« Die Amerikaner haben nicht unser Neidsystem. Wenn sie »Good for you« sagen, meinen sie es so.

Nicht, dass es überhaupt keinen Neid in den USA gäbe. Er ist nur nicht so sehr in der Gesellschaft verankert. Man denke nur an das deutsche Wort »Neidgarantie«. Kochrezepte werden in Deutschland mit Neidgarantie angeboten, und man kann sich Gummistiefel mit Neidgarantie bestellen.

Neid war mir immer fremd. Natürlich wurmt es mich als Schauspielerin, wenn jemand anders meine Traumrolle bekommt. Aber dann beschließe ich schnell, dass weder der Vergleich noch das Bewerten etwas bringt und ich mich am besten für die andere Person mitfreue. Und mir geht es damit wesentlich besser.

Das Leben in Amerika war eine gute Schule, mich von diesen Programmierungen zu befreien. Lernen kann man in dieser Hinsicht vor allem von Kindern. Wenn wir genau hinsehen und offen dafür sind, können diese kleinen Wesen uns Entscheidendes beibringen.

Einmal war ich mit einer Freundin und ihrem achtjährigen Sohn in einem Eiscafé mit Spielplatz. Er fand sich mit ein paar anderen Kindern, die er nicht kannte, zu einem Spiel zusammen. Abwechselnd versuchten sie, einen Ball in einen Holzeimer zu werfen. Wann immer einem Kind ein Treffer gelang, klatschte der Sohn meiner Freundin, jubelte dem Kind zu, feuerte es an und rief: »Jaaa! Super gemacht!« Ich beobachtete ihn eine Weile und war fasziniert von seiner Fähigkeit, sich offen und ehrlich für die anderen zu freuen.

Er verstand den Erfolg der anderen nicht als seinen Misserfolg, verglich sich nicht mit ihnen, wurde nicht einmal traurig, wenn er selbst danebenschoss. Er wurde behandelt, wie er die anderen behandelte – sie freuten sich mit ihm, wenn er traf, und sie lachten ihn nicht aus, wenn er es nicht tat. Mit seiner ansteckenden, lustigen Art sorgte er dafür, dass das Spiel für alle ein friedlicher Spaß war – die Kinder zählten nicht einmal die Punkte.

Das hat mich zum Nachdenken angeregt, denn wie sehr sind wir Erwachsenen doch von diesem Vergleichswahnsinn geprägt, ohne es zu merken! Sind unsere Kinder nicht viel furchtloser? Ja, manchmal muss man ihnen erklären, dass keine Monster im Schrank oder unter dem Bett sind. Doch im Flugzeug komme ich schon ins Staunen, wie viele freudvolle, von Abenteuerlust gezeichnete Kindergesichter bei Turbulenzen zu sehen sind und wie viele ängstliche Gesichter von Erwachsenen, die sich am Sitz festhalten (zu denen ich übrigens auch gehöre). Die Kleinen haben uns viel voraus!

Vergleichsmaschine Internet

Wer von uns möchte schon das Internet missen?! Ich nicht. Es ermöglicht uns eine enge Vernetzung mit den Menschen, die wir brauchen und mögen. Ich kann heute mit meinem Patenkind in Los Angeles per Facetime telefonieren, ich kann in Skypekonferenzen Berufliches in kürzester Zeit von jedem Ort der Welt aus organisieren. Über Social Media kann ich den Kontakt mit Freunden halten, die ich auf Reisen kennengelernt habe.

Das Netz bringt uns ein großes Stück Freiheit. Ich kann Bürokosten sparen und überall meinen Arbeitsplatz einrichten, was noch einfacher ist, als ein Zelt aufzuschlagen.

Das Internet ist menschengemacht, und es hat Gutes und Schlechtes an sich. Es hängt wie so oft alles davon ab, wie wir damit umgehen. Ob wir es für gute Dinge nutzen, für Zusammenhalt und gegenseitige Unterstützung, oder ob wir dort unsere Aggressionen kanalisieren. Es ist in meinen Augen nicht besser oder schlechter als andere Kommunikationsmöglichkeiten – es transportiert unsere Worte nur schneller. Und natürlich die Bilder.

Denn eine der Schattenseiten des Internets ist: Es macht das Vergleichen zum Volkssport. Ich folge auf Instagram Leuten, die ich toll finde, und wenn ich mir dann ansehe, wie der eine in Paris auf der Fashion Week ist, der andere in Amerika dreht, der dritte gerade durch Peru fährt, und ich hänge im Jogger auf der Couch, da denke ich schon mal: Och, ich bin aber auch echt nur 'ne Wurst.

Das festzustellen kann aber dafür sorgen, dass die Gedankenspirale aufhört. Zu merken: Ich fühle mich jetzt schlecht, weil die alle so wundervolle Sachen machen und ich hier allein auf dem Sofa sitze, gibt mir die Möglichkeit, Stopp zu sagen. Und mir vor allem bewusst zu machen, dass das nur ein Teilaspekt ist, eine Inszenierung. Wir wissen, dass da jemand ein Outfit zusammengestellt hat, ein Motiv gesucht hat, dass es viele Outtakes gab und in Wahrheit alles nicht so glänzt, wie es den Eindruck macht.

Ich versuche, Instagram wie eine Klaviatur zu sehen, auf der man spielt und bei der man selbst entscheidet, welche Tasten man drückt und was man macht. Ich kann das als jemand, der analog aufgewachsen ist, distanziert betrachten, merke aber, dass das bei meinen Kindern, die ins Internetzeitalter hineingeboren wurden, nicht der Fall ist. Die stecken da voll drin, für sie sieht die Welt ganz anders aus. Ich muss gestehen, dass ich nicht weiß, wie ich das aushalten würde, denn das Gehirn ist in solchen Momenten sofort am Rattern, am Vergleichen. Die Flut an aufgehübschten Bildern ist zwar schön anzusehen, zieht aber auch ordentlich runter.

Die Münchner Achtsamkeitstrainerin Heike Mayer führt unseren Online-Vergleichsrausch auf die Urgeschichte des Menschen zurück: »Durch Facebook, Instagram & Co. haben wir eine vorher nie dagewesene Flut an Vergleichsmöglichkeiten mit anderen. Ständig wird uns vorgeführt, was andere gerade Tolles erleben und wie gut sie dabei aussehen. Dann fragen wir uns, wie wir im Vergleich dazu abschneiden.

Doch warum ist uns das eigentlich so wichtig? Es ist hilfreich, sich klarzumachen, dass das dahinterliegende Thema sehr viel älter ist als unser Umgang mit dem Netz, nämlich so alt wie die Menschheit selbst. Als Menschen sind wir stark von unserer evolutionsbiologischen Vergangenheit bestimmt: von unserer Hunderttausende von Jahren alten Geschichte des Zusammenlebens in kleinen Gemeinschaften, Stämmen oder Clans.

Solche zusammengeschlossenen Gruppen sicherten uns das Überleben in einer Umgebung, wo Nahrung knapp war und wilde Tiere, feindliche Stämme oder Naturgewalten uns bedrohten. In einer solchen Gemeinschaft war es essenziell dazuzugehören. Wer die Unterstützung der anderen verlor, war dem Untergang geweiht.«[31]

Genau dann hilft Yoga. Ich wünschte, unsere Kinder würden an den Schulen lernen, sich immer wieder eine Kur von der Vergleichsmaschine Internet zu gönnen, am besten als Pflichtprogramm, in dem darüber aufgeklärt wird, wie die Schüler Vergleichssituationen verlassen können, wie sie das Handy ausschalten, die Matte ausrollen, atmen und sich ins Jetzt bringen. **Sie müssen sich (und wir uns!) klarmachen, wie künstlich diese ganzen Selbstinszenierungen sind.** Dass wir alle wertvoll, einzigartig und besonders sind. Dass wir keine Vergleiche brauchen, um jemand zu sein.

Unser schlimmster Alptraum: die Scham

Die Dokumentarfilmer Axel Danielson und Maximilien Van Aertryck haben in Schweden ein interessantes psychologisches Experiment durchgeführt. Sie haben Menschen Geld dafür geboten, dass sie in einem Schwimmbad vom Zehn-Meter-Brett springen. Und zwar Menschen, die das nie zuvor getan hatten. 70 Prozent derer, die nach oben gingen, sprangen hinunter – sie fühlten sich unter Druck gesetzt von den Kameras und den anderen, die unten warteten. Sie schämten sich zu sehr, um einen Rückzieher zu machen. Lieber wagten sie den Sprung, als sich dem Urteil der anderen auszusetzen.

Scham ist, wie die Angst, ein unglaublich starker Motor und der Antrieb bei vielem, was wir tun. Sie ist sehr stark mit dem Außen verbunden, wir schämen uns nicht oder nur selten vor uns selbst. Ausschlaggebend für das Schamgefühl ist die Befürchtung, die Außenwelt könnte unseren Fehler, unseren Makel, unser nonkonformes Verhalten bemerken – und uns schlecht bewerten oder sogar ausstoßen.

Besonders stark ist die Scham mit dem eigenen Körper verbunden. Wir genieren uns für Dinge, die eigentlich normal sein sollten, für Speckröllchen, Falten, Haarausfall, Schweißflecken am T-Shirt. Wir möchten in keiner Hinsicht aus der Reihe tanzen, wir wollen mit der Herde verschmelzen und nicht entblößt werden.

So unangenehm das Gefühl der Scham auch ist, es hat doch auch

»eine Alarm- und Schutzfunktion«, denn sie macht »auf eine zwischenmenschliche oder innere Gefahr aufmerksam«[32], wie der Schweizer Psychiater Daniel Hell erklärt. Wir könnten auch sagen: Wir schämen uns, wenn wir nicht angepasst genug sind. So gesehen fördert Scham den sozialen Zusammenhalt.

Scham macht uns sogar sympathisch, wie Ulrike Meyer-Timpe für *Die Zeit* schreibt, denn »sie wird als Einsicht in den eigenen Fehler gedeutet, als Entschuldigung«.[33]

Doch Scham ist nicht nur Biologie, sie ist auch Prägung: Wofür man sich schämt, das weicht je nach Kultur und Geschlecht voneinander ab. Vor allem aber: Scham kann ganz unterschiedlich ausgeprägt sein. »Und wie sich die Angst bei falscher Realitätseinschätzung zu Panikattacken oder Phobien steigern kann, kann ein problematischer Umgang mit Scham auch zu psychischen Problemen führen«,[34] so Daniel Hell.

Gerät unsere Scham außer Kontrolle, können psychische Störungen wie Depressionen, Zwänge und Phobien die Folge sein. Der innere Richter hat in solchen Fällen viel zu viel Macht. Schamgefühle wurzeln oft in schwierigen Kindheitserfahrungen.

Brené Brown ist wohl die bekannteste Forscherin, die sich mit Scham beschäftigt. Ihren TED-Talk haben Millionen Menschen gesehen.[35] Ihr zufolge wird die Scham größer durch Heimlichkeit, Bewerten und Schweigen. Niemand will über das sprechen, wofür er sich schämt. Oder anders gesagt: Scham bringt uns sehr effektiv zum Schweigen.

Ein Ansatz der Verhaltenstherapie ist radikale Ehrlichkeit: sich selbst gegenüber einzugestehen, wie man wirklich ist – und dass das in Ordnung ist. Dass niemand von uns perfekt ist, dass wir eben unsere Prägungen haben. Dazu braucht es Einblick in die eigene Seele und viel Selbstreflexion. Menschen, die sich zugehörig fühlen, schämen sich nicht weniger, sagt Brené Brown, aber sie gehen anders mit der Scham um, weil sie spüren und wissen: Ich werde geliebt, mir wird verziehen.

Das Zugehörigkeitsgefühl zu anderen Menschen ist aber sicher nicht die einzige Möglichkeit, seine Scham zu überwinden. **Ich bin**

überzeugt: Das beste Mittel gegen die Scham ist Selbstliebe. Selbstliebe ist die Fähigkeit, gut zu sich selbst zu sein und sich selbst wertzuschätzen. Selbstliebe wird leider oft mit Egoismus verwechselt. Doch egal, was andere denken, ich sehe ein gesundes Selbstvertrauen darin, wenn wir uns selbst Liebe schenken und milde zu uns sind, auch wenn wir vor Scham im Boden versinken könnten.

Um Selbstliebe zu stärken, kann ich empfehlen, ein Erfolgstagebuch zu führen. Meiner Erfahrung nach ist das wirklich hilfreich – sofern man dranbleibt und nicht nach kurzer Zeit wieder aufgibt, weil ständig andere Dinge im Alltag wichtiger sind. Nehmen Sie sich jeden Abend einen Moment. Denken Sie den Tag durch. Was haben Sie geschafft, was ist Ihnen gut gelungen? Auch wenn es kleine oder Teilerfolge sind. Genau diese zählen!

Erinnern Sie sich an alles, was Sie als Erfolg verbuchen können, und notieren Sie sich diese Sammlung. An manchen Abenden mag das weniger sein, an anderen mehr.

Die Anzahl der Erfolge ist nicht wichtig. Ausschlaggebend ist, dass es gute Dinge in Ihrem Leben gibt und dass Sie viele Situationen meistern. Unser Verstand verheddert sich leider zu häufig in Misserfolgen und nimmt Erfolge weniger wahr. Es ist gut, die Dinge, die wir erfolgreich gelöst haben, aufzuschreiben, denn damit rufen wir sie uns ins Gedächtnis und, mindestens ebenso wichtig, sie geraten nicht in Vergessenheit.

Sie können sich Ihre kleinen und großen Erfolge in jenen Momenten vor Augen halten, in denen Sie in Scham und Angst zu versinken drohen. Gerade dann macht es Sinn, sich die Erfolge der letzten Wochen im Erfolgstagebuch anzusehen. Machen Sie daraus ein festes Ritual, scheuen Sie sich nicht davor, alles festzuhalten, was Ihnen einfällt. Jeden Lichtblick.

Ich persönlich schreibe mir auch gern Dinge auf, für die ich dankbar bin, weil ich dadurch jeden Tag wertschätze und mir immer wieder vor Augen halte, wie schön das Leben ist, das ich führen darf.

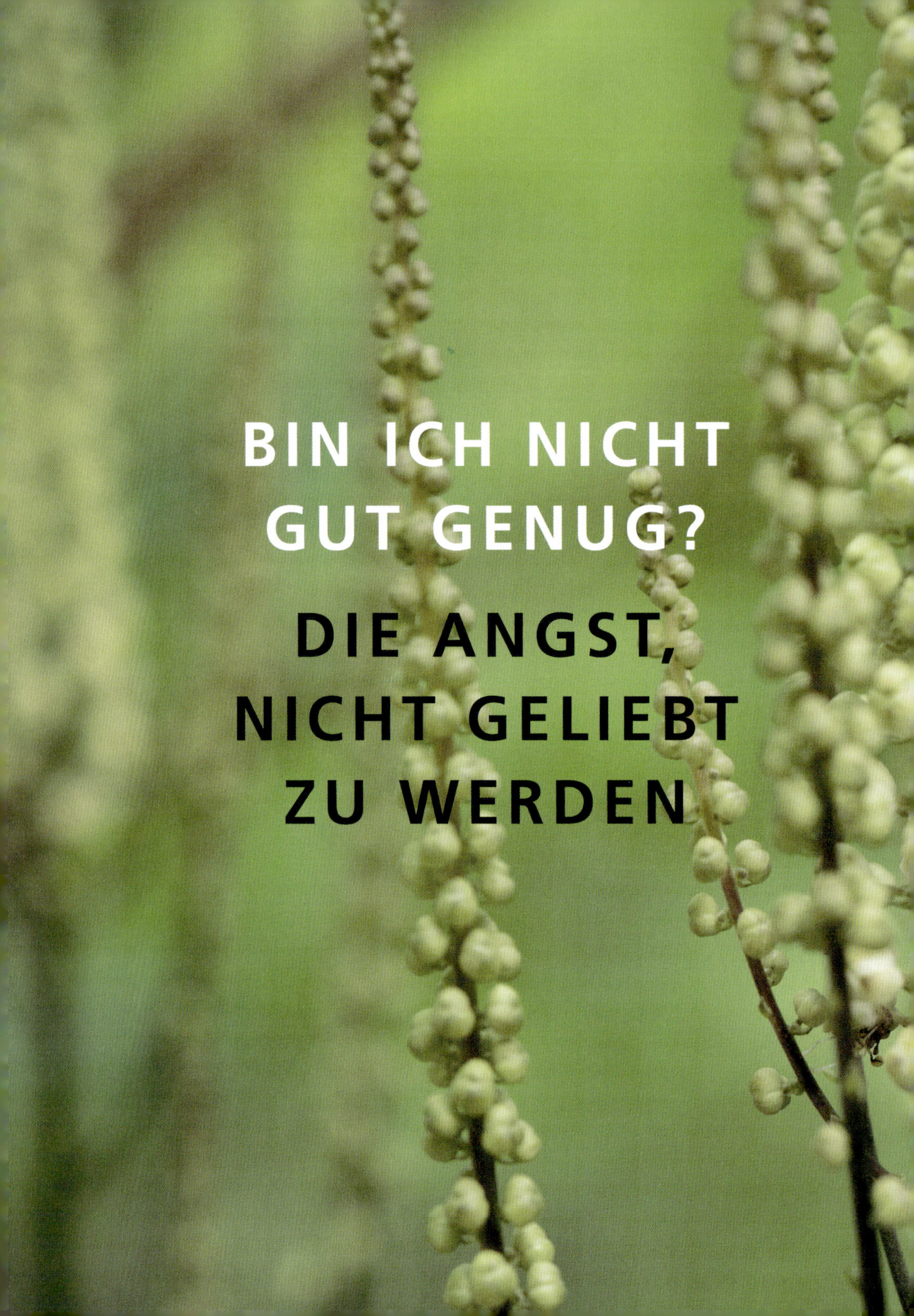

BIN ICH NICHT GUT GENUG?

DIE ANGST, NICHT GELIEBT ZU WERDEN

Wir wollen geliebt sein. Wir sehnen uns nach Zuneigung und Geborgenheit. Unser größter Wunsch ist zugleich unsere größte Angst. Nichts macht uns so sehr Angst, wie nicht geliebt zu werden. Wir brauchen Menschen, die uns verstehen und für uns da sind, was auch immer mit uns geschieht. Wenn wir das Gefühl haben, nur unter bestimmten Voraussetzungen geliebt zu werden, tut uns das unfassbar weh. Am schönsten wärmt uns die Liebe, wenn wir um unserer selbst willen geliebt werden, ganz ohne uns zu verstellen oder dass wir etwas leisten müssten.

Kennen Sie diese Art von Liebe? Spontan denken wir bei so einer Beschreibung an die familiäre, speziell an die elterliche Liebe. Doch wir wissen, dass die Liebe von Eltern sehr häufig an Bedingungen geknüpft war: Ich werde nur geliebt, wenn ich brav bin. Ich werde nur geliebt, wenn ich mit guten Noten nach Hause komme. Ich werde nur geliebt, wenn ich mich für den richtigen Beruf entscheide … Um Liebe zu bekommen, muss ich etwas Bestimmtes dafür tun. Denn ganz so, wie ich bin, liebt mich niemand genug.

Die Autorin Marianne Williamson bringt in ihrem Buch »Rückkehr zur Liebe« auf den Punkt, wie wir zur bedingten Liebe erzogen werden: »Als wir Kinder waren, wurde uns beigebracht, dass wir ein guter Junge, ein gutes Mädchen sein sollen, was natürlich impliziert, dass wir es bis dahin noch nicht waren. Wir waren gut, wenn wir unser Zimmer aufräumten oder gute Noten bekamen. Sehr wenigen von uns wurde beigebracht, dass wir vom *Wesen her* gut sind. Sehr wenige von uns konnten je das Gefühl entwickeln, wirklich akzeptiert zu werden, kostbar zu sein auf Grund dessen, was wir *sind*, nicht was wir *tun*.«[36] Woran erkennen wir wahre Liebe? Eigentlich ist es ganz einfach: daran, dass wir merken, dass wir akzeptiert werden, wie wir sind. Ein Mensch, der einen liebt, versteht, dass man etwas Bestimmtes für sich selbst tun muss, auch wenn es ihm gerade nicht passt.

Das bedeutet aber nicht, dass uns jemand nicht liebt, wenn wir Widerstand spüren. Man braucht vielleicht mehrere Anläufe, um den Eltern, den Geschwistern oder dem Partner zu erklären, was einem wichtig ist und was man braucht. Wenn uns die andere Person liebt, wird sie früher oder später verstehen, dass man ein geisteswissenschaftliches Studium durchziehen will oder eine Auslandsreise machen muss. Oder den Familienbetrieb nicht übernehmen will.

Die Art, wie wir zwischenmenschliche Beziehungen pflegen, wird uns zu weiten Teilen in die Wiege gelegt. Wenn man gelernt hat, dass Liebe an Bedingungen geknüpft ist, ist es schwierig, sich für die bedingungslose Liebe zu öffnen. Wir werden merken, dass wir dazu neigen, Bedingungen zu stellen, obwohl wir selbst darunter so sehr leiden, nur unter Bedingung geliebt zu werden. Es ist paradox: Wir haben Angst vor dem Verlust der Liebe, drohen aber gleichzeitig den anderen, ihnen unsere Liebe zu entziehen. **Doch die an Bedingungen geknüpfte Liebe ist ein Teufelskreis.**

Die gute Nachricht ist: Diese Art von Liebe ist erlernt und kann genauso auch wieder verlernt werden. Je achtsamer wir mit unseren Gefühlen umgehen, umso leichter fällt es uns, diese auf den Prüfstand zu stellen.

Fragen Sie sich in einem ruhigen Moment oder versenken Sie sich bei einer Achtsamkeitsmeditation in Ihre Gefühle: Ist Ihre Liebe zu Ihren Nächsten an Bedingungen geknüpft? Wenn ja, wie muss sich das für den anderen anfühlen? Je häufiger Sie sich Ihren Impuls, Bedingungen an Ihre Liebe zu stellen, klarmachen, umso eher können Sie sich von ihm befreien.

Und was tut man, wenn man von jemandem einfach keine bedingungslose Liebe erwarten kann, weil die Person nicht anders kann, als Bedingungen zu stellen? Diese Erkenntnis ist sehr hart und sehr traurig, und es gibt nur eine Antwort: Selbstliebe! Was wir uns von anderen erhoffen, müssen wir uns selbst schenken. Gehen Sie liebevoll achtsam mit sich um, auch wenn – oder gerade weil! – der andere Mensch Ihnen keine bedingungslose Liebe entgegenbringen kann.

Wir haben keinen Einfluss darauf, dass der andere seinen emotionalen Horizont erweitert und sich ändert. Aber wir haben Einfluss auf die eigenen Gedanken und Gefühle. Wenn uns bewusst wird, dass wir, genau so, wie wir sind, liebenswert sind, ganz gleich, ob andere das bestätigen oder nicht, werden wir strahlender durchs Leben gehen und Menschen begegnen, die wissen, was Liebe ist. Menschen, die Liebe zu geben haben.

Seinen Wert (er)kennen

Wir fühlen mit anderen Menschen mit, sind für sie da und helfen ihnen, wenn sie uns brauchen. Doch uns selbst gegenüber sind wir oft hart. Wir verlangen viel von uns. Wir wollen Karriere und Familie unter einen Hut bekommen, perfektes Liebesleben und Familienidylle inklusive. Dafür lassen wir schon mal die Dinge, die uns entspannen und guttun, auf der Strecke liegen und konzentrieren uns auf das vermeintlich Wichtige. Um es genauso gut wie die Nachbarin oder Schwester zu machen. Und manchmal sogar, um es Menschen recht zu machen, die wir nicht einmal wirklich kennen. Kommt Ihnen bekannt vor? Machen Sie das, was Sie machen, für sich oder für die anderen?

Wir richten unser Leben zu oft nach anderen aus und verlieren uns selbst dabei aus dem Blick. Selbst Menschen, die alles im Leben zu haben scheinen, kennen oft ihren Wert nicht, weil sie nur auf die Erwartungen und Ansprüche der anderen reagieren.

Wir verlernen, uns wertzuschätzen, weil wir oft zu sehr auf die Anerkennung der anderen schielen. Wenn unser Wohlgefühl davon abhängt, ob jemand unseren Garten lobt oder bemerkt, dass wir abgenommen oder zugenommen haben, sollten bei uns die Alarmglocken läuten, denn dann machen wir unseren Selbstwert von äußeren Faktoren abhängig. Wir spüren uns nicht mehr. Wir sind nicht mehr zufrieden mit dem, was wir sind, wir verlieren uns.

Unser Selbstwert wird zum Sklaven des Inputs von außen: brüchig, unbeständig, flüchtig. Wir hasten von Anerkennungserfolg zu Anerkennungserfolg. Ich halte Selbstwertschwäche für eine gefährliche Angst. Wer sich selbst nicht schätzt, gibt anderen Menschen zu viel Macht über sich. Wann haben Sie sich das letzte Mal gesagt: **Ich bin gut so, wie ich bin. Oder einfach: Ich bin nicht perfekt, aber ich bin trotzdem gut, wie ich bin.**

Die Angst, ausgeschlossen zu werden

»Mit dir spielen wir nicht!« Das ist einer der grausamsten Sätze, den man als Kind zu hören bekommen kann. Als Erwachsener wird man in der Regel eher durch ein bestimmtes Verhalten als durch direkte Worte ausgeschlossen. Man wird zum Beispiel zu einem Meeting nicht eingeladen. Die Gespräche in der Cafeteria verstummen, wenn man dazukommt. Und schon fühlt man sich wie in der Schule. Ungewollt und ungeliebt. Wir wollen dazugehören, das ist ein ganz gesunder Impuls. Die Angst vor Zurückweisung kennen wir alle. Heike Mayer, die Achtsamkeitstrainerin, die hier schon zu Wort kam (Seite 93), führt diese Angst auf unsere Evolutionsgeschichte zurück: »Das Gefühl, nicht dazuzugehören, ausgeschlossen zu sein, ist so schmerzlich wie kaum ein anderes. Davor wollen wir uns auf alle Fälle schützen, denn evolutionsbiologisch bedeutet der Ausschluss aus der Gemeinschaft den sicheren Tod. Entsprechend tief ist der Instinkt in uns verankert, ständig Ausschau zu halten, ob wir in den Augen der anderen okay sind. Kommen wir noch gut an? Gehören wir dazu? Sind wir noch leistungsstark, wichtig, attraktiv genug, um ein wertvoller Teil unserer Gruppe zu sein?

Nun könnte man denken, dass solche Fragen heute nicht mehr so wichtig wären, weil wir in unserer individualisierten Gesellschaft ziemlich gut allein klarkommen und ja schließlich nicht mehr von wilden Tieren oder kriegerischen Nachbarstämmen bedroht werden. Doch die Mechanismen, die in unserer Psyche wirken – das weiß man mittlerweile –, sind heute nicht viel anders als bei unseren Urahnen zu Zeiten des Säbelzahntigers.

Die Mühlen der Evolution mahlen sehr langsam, und wir alle leben in gewisser Weise auch heute noch mit einem Gehirn, das auf die Umstände der Steinzeit zugeschnitten ist. Mit der ständigen Sorge um unseren Status wollen wir sicherstellen, dass wir weiterhin dazugehören dürfen.«[37] Wir haben es also mit uralten Denkroutinen in unserem Gehirn zu tun, wenn wir uns mit der Gemeinschaft oder Gesellschaft anlegen. Doch so schwierig es auch ist, gegen den Strom zu schwimmen, wir können unzählige Beispiele für Menschen finden, die sich gegen die herrschende Meinung gestellt haben. Mahatma Gandhi, Martin Luther King oder auch Coco Chanel sind nur einige Beispiele, die neue Maßstäbe gesetzt haben.

Haltung zeigen

Doch auch in kleinen Dingen, wenn es also nicht um Menschen- und Bürgerrechte geht, sollten wir uns immer fragen, um welchen Preis wir dazugehören wollen. Es lohnt sich, die Angst vor Ablehnung zu überwinden. Um sich und den anderen zu zeigen, wer man wirklich ist. Um neue Möglichkeiten auszuloten. Um sich für die Dinge zu entscheiden, die man für sich selbst möchte.

Ich bin mir sicher, dass ein Leben in ständiger Furcht vor Ablehnung unglücklich macht. In den Fällen, in denen es uns wichtig ist, die eigene Haltung zu zeigen, sollten wir es auch tun. Es kann sehr befreiend sein, eine Gegenposition einzunehmen und zu sich zu stehen. Mut zu haben und darauf zu vertrauen, dass die eigene Meinung es wert ist, gehört zu werden – darum geht es.

»WIR SIND NICHT
LIEBENSWERT,
OBWOHL WIR SO SIND,
SONDERN WEIL WIR
SO SIND.«

Übung: Selbstkritik und Selbstwertschätzung

- Wählen Sie einen kurzen Weg, auf dem Sie einige Minuten ungestört gehen können, etwa einige Stockwerke im Treppenhaus oder einen Spazierweg. Setzen sie sich ein Ziel, auf das Sie zugehen.

- Fokussieren Sie sich auf dem Hinweg auf all die Aspekte in Ihrem Leben, für die Sie sich kritisieren. Richten Sie so die Aufmerksamkeit auf Ihren inneren Kritiker und identifizieren Sie sich mit ihm.

- Schritt für Schritt flüstern Sie sich jeweils einen Aspekt zu, für den Sie sich kritisieren. Beispielsweise: »Ich kritisiere mich für …«, »Ich mag nicht an mir …«, »Ich lehne an mir ab …«.

- Am Ziel angekommen, halten Sie inne und nehmen Ihre Umgebung wahr. Geräusche, die kommen und gehen. Überhaupt alles, was Sie fühlen, spüren, riechen und wahrnehmen.

- Nun gehen Sie denselben Weg zurück, den Sie als Ihr eigener innerer Kritiker beschritten haben. Verbinden Sie sich dieses Mal mit dem wertschätzenden Anteil Ihrer selbst.

- Mit jedem Schritt flüstern Sie sich Anerkennung und Wertschätzung zu für die Dinge, die Sie in Ihrem Leben gemeistert haben, die Sie an sich gut finden oder die Sie einfach an sich mögen. Etwa »Ich schätze an mir …«, »Ich mag an mir …«, »Ich liebe mich für …«.

- Zurück am Ausgangspunkt, nehmen Sie wahr, wie Sie sich jetzt fühlen – wieder mit allen Sinnen wie schon zuvor.

- Atmen Sie drei- bis fünfmal tief ein und aus. Flüstern Sie beim Einatmen »lass« und beim Ausatmen »los«.

Aussöhnung mit den Eltern

Unsere Eltern prägen uns wie niemand sonst. Wenn wir uns von ihnen nicht angenommen fühlen, verfolgt uns das Gefühl, nicht zu genügen, oft ein Leben lang. Heike Mayer bringt das sehr schön auf den Punkt: »Unsere Eltern können durch ihr Verhalten dazu beitragen, dass wir das Urvertrauen entwickeln: ›Ja, du bist willkommen und hast hier sicher deinen Platz. Wir lieben dich, ganz gleich, was du tust.‹ Oder aber wir erhalten die unterschwellige Botschaft: ›Ob du hier willkommen bist, hängt davon ab, wie du dich verhältst.‹«[38]

Im letzten Kapitel habe ich beschrieben, dass meine Eltern mir oft den Eindruck vermittelt haben, ich würde Fehler machen, als stimmte etwas mit mir nicht. Zeitweise gruben mein Vater und ich oft das Kriegsbeil aus. Doch als ich mich nach meinem Unfall mit Angst und Traumata beschäftigte, entwickelte ich Verständnis für meine Eltern: Sie konnten nur das weitergeben und so sein, wie es ihnen selbst möglich war. Sie waren wie wir alle sehr häufig genauso Gefangene ihrer selbst, ihrer Erfahrungen und ihrer eigenen Erziehung. Ihre Eltern konnten ihnen wiederum nur geben, wie (und was) im Rahmen ihrer Möglichkeiten stand. Und sie haben auch mir eben all das gegeben, was sie konnten.

Daran denkt man meist nicht, wenn man mit jemandem im Streit ist. Man fühlt sich ungerecht behandelt, möchte anders wahrgenommen werden und wünscht sich ein anderes Verhalten. Doch ich begann schließlich zu verstehen, dass meine Eltern damals nicht anders konnten, als so zu mir zu sein, wie sie eben waren. Sie hielten das sogar für die beste Vorbereitung aufs Leben, die sie mir geben konnten.

Als mein Vater zum Beispiel versuchte, mich zu überzeugen, dass ich meine ganz natürliche Müdigkeit ablegen sollte, dachte er wohl, dass ich es nicht weit brächte, wenn ich nur »raste und roste«. Er wollte uns Kindern mit seiner Druckmacherei sogar etwas Gutes tun. Er wusste auf körperlicher Ebene nichts von Yoga, nichts von Yin und Yang, nichts davon, dass der Mensch ebenso viel Entspannung wie Anspannung braucht. Dass es nicht nur das Nach-vorne-Laufen gibt, sondern dass das Sich-Ausruhen genauso wichtig ist. Er hat es mir schwer gemacht, aber er meinte es gut mit mir. Aus seiner Sicht war sein Rat der beste, den er mir geben konnte.

Mir wurde bewusst, dass ich zwei Dinge machen konnte und dass beide ihre Berechtigung haben: Ich durfte wütend auf den Ballast sein, den ich von meinen Eltern hatte. Aber ich konnte nun auch Verständnis für meine Eltern aufbringen. Das Verständnis half mir, meine Wut ein Stück weit loszulassen. Ich erkannte auch, dass ich damals nichts hätte ändern können an den Konflikten, dass eigentlich alles, was geschah, unvermeidlich war. Die Einsicht in die Unveränderbarkeit mancher Dinge half mir ebenfalls loszulassen.

Es geschah in mir sogar etwas sehr Unerwartetes: Ich fühlte Vergebung. **Besser hätten meine Eltern nicht zu mir sein können, weil sie es nicht besser konnten.** Sie waren keine vollkommenen Wesen, so wie ich auch keines bin, also konnten sie sich nicht vollkommen richtig verhalten, so wie auch ich das nicht kann.

Die Vergangenheit muss zur Ruhe kommen, damit wir im Jetzt leben können. Ich versuche, das niemals zu vergessen. Groll versauert uns das Leben. Frust sorgt dafür, dass wir in der Vergangenheit leben und das Jetzt übersehen und uns keine schöne Zukunft aufbauen können. Ich bin mir sicher: Diesen Sinn für die Gegenwärtigkeit hätte ich nicht entwickeln können, wenn ich nicht auf dem Pfad des Yoga wäre. Diese versöhnlichen, heilsamen Gedanken hätte ich nicht gehabt, wenn ich mich nicht darauf eingelassen hätte zu üben, im Jetzt zu leben.

Wunden werden zu Narben, die Verletzungen werden zu Erinnerungen, die Tränen zu einem wissenden Lächeln. Das alles kann Zeit brauchen. Es dauert eben, solange es dauert.

Trage niemandem dein Herz nach

Eine Freundin von mir hat auf die mangelnde Unterstützung und Liebe ihrer Eltern auf eine interessante Weise reagiert: mit Rückzug. Nachdem sie jahrelang um Liebe und Aufmerksamkeit gekämpft hatte, erkannte sie, was sie tun musste, um eine wirkliche Revolte hinzulegen. »Nicht mit mir«, sagte sie. »Sie bemängeln alles, was ich mache. Ich kann ihnen nichts recht machen. Ich drehe das jetzt einfach mal um. Es soll kein Nachteil mehr für mich sein. Eher ein Vorteil. Denn dann ist doch egal, wie ich bin und was ich mache. Eigentlich bin ich doch frei. Ich lebe jetzt, wie ich will, und mache es mir dabei so schön wie möglich.«

Sie hat aufgehört, sich zu verbiegen, die Eltern nach deren Meinung zu fragen. Kurz: »Sie werden mich sowieso nie so lieben, wie ich wirklich bin«, hat sie gesagt, »und wenn ich diese Liebe nicht erfahren darf, dann höre ich jetzt auf, um sie zu kämpfen.«

Natürlich hat meine Freundin das aus ihrer Verletztheit heraus gesagt. Sie war wütend und fühlte sich gedemütigt. Aber dennoch passierte nun etwas Neues in ihr. Sie hatte jahrelang als Ärztin gearbeitet, nur weil ihre Mutter diesen Berufsweg für sie vorgezeichnet hatte. Glücklich war sie in dem Beruf nicht. Von der Mutter kam die erhoffte Liebe auch nicht zurück.

Also hat meine Freundin ihren »Elternauftrag« gekündigt. Sie hat aufgehört, das zu tun, was ihre Eltern von ihr erwarteten – und angefangen, ihr eigenes Leben zu leben. Heute gibt sie Seminare zu veganer Ernährung. Sie hat zwar nach wie vor Kontakt mit ihren Eltern, aber auf einer anderen Ebene.

Wenn die Vorwürfe überhandnehmen oder wenn sie hart kritisiert wird, beendet sie das Gespräch einfach. Sie ist ihren Eltern gegenüber liebevoll und offen, aber sie hat sich deren Wertesystem entzogen. Sie bestimmt ihr Leben selbst und macht sich nicht mehr abhängig von der Anerkennung, die es nie gab und auch nie geben wird. Ich bin glücklich, dass meine Freundin sich für die Selbstliebe entschieden hat.

Wie wichtig es ist zu erkennen, was man sich selbst geben kann, betont auch Heike Mayer: »Wir glauben, wenn wir es endlich schaffen zu genügen – was auch immer wir meinen, was es dazu braucht: genug Geld, Ansehen oder Erfolg, der perfekte Look, die ideale Partnerschaft –, dann werden wir zufrieden und erfüllt sein. Und dann stellen wir fest, dass all das uns doch nicht wahrhaftig zufrieden macht und wir uns immer noch defizitär fühlen. Bis wir irgendwann merken, dass es letztlich egal ist, was die anderen von uns denken, solange wir uns selbst nicht mögen. Diesen Blick der Eltern, den eigentlich jedes Kind ersehnt, diese innere Haltung, die sagt: ›Du bist gut, wie du bist, du bist wertvoll und willkommen‹ – die können wir uns selbst schenken. Dann löst sich Schritt für Schritt die Angst, wir wären so, wie wir sind, nicht gut genug.«[39]

In ihrem zu Tränen rührenden Programm *Nanette* erzählt die australische Entertainerin Hannah Gadsby von Verletzungen und Traumata, von ihrer Suche nach einem Platz in einer Welt, in der Andersartigkeit verachtet wird. Sie berichtet von ihrem Elternhaus und der Unterdrückung homosexueller Menschen in ihrer Heimat Tasmanien. Und dann sagt sie diesen Satz: »There is nothing stronger than a broken woman who has rebuilt herself«, nichts ist stärker als eine gebrochene Frau, die sich wieder aufgerichtet hat. Und ich fühle: Ja, so ist es!

Wir werden im Leben Zurückweisung erfahren und Schmerz, wir werden Kummer haben und uns nach Anerkennung sehnen – die wir nicht bekommen, so sehr wir uns auch anstrengen. Aber auch hierbei kommt es letztlich darauf an, wie wir damit umgehen. Ein strahlender, starker Mensch zu sein, der weiß, dass es einen größeren Plan geben muss, der aufstehen und sich wieder neu entfalten kann – warum sollten wir diese Größe, die in uns steckt, nicht nähren?

Gebrochen – und dennoch schön

Unser Verstand bietet uns Millionen von Möglichkeiten, uns einzureden, dass wir nicht liebenswert wären. Gerade, wenn man schon ein Stück seines Weges im Leben gegangen ist, fragt man sich: Wer will mich noch haben mit meinen Verletzungen, meinem Erfahrungsballast und all den vielen Narben? Da taucht eine ganz neue Angst auf. So beschädigt, wie ich bin, bin ich zu alt für die Liebe, denken wir.

Niemand von uns ist unversehrt. Wir alle haben Narben: innen und außen. Alle Menschen haben Scherben hinterlassen und Bruchstellen, die mühsam zusammengeheilt sind.

Jetzt, da ich über die Scherben in unserem Leben schreibe, muss ich an die japanische Kunst des Kintsugi denken. Dabei wird zerbrochene Keramik oder Porzellan mithilfe von Gold, Silber oder Platin repariert. Die Scherben werden mit speziellem Lack geklebt, fehlende Teile werden aufgefüllt und mit dem Edelmetall verfeinert. Dadurch entsteht etwas Neues, das dem Alten ähnlich ist – aber es ist nicht dasselbe. Es hat Sprünge, es hat Kerben und Narben. Und dennoch ist es wunderschön – ehrlich gesagt so schön, dass man fasziniert vor der Reise, die dieses Objekt zurückgelegt hat, verharrt. Das Besondere daran ist, dass die Makel nicht versteckt, sondern im Gegenteil noch hervorgehoben und betont werden.

Diese liebevolle Art der Betrachtung berührt mich sehr: Was wäre, wenn wir so mit uns selbst umgehen könnten? Wenn wir unsere Lebensnarben als etwas annähmen, das uns nicht schwächer macht, sondern erfahrener und stärker? Denn wir sind angeknackst, ja, womöglich sogar in Teile zerbrochen. Wir könnten diese Narben mit Selbstverständlichkeit tragen, statt sie zu verstecken.

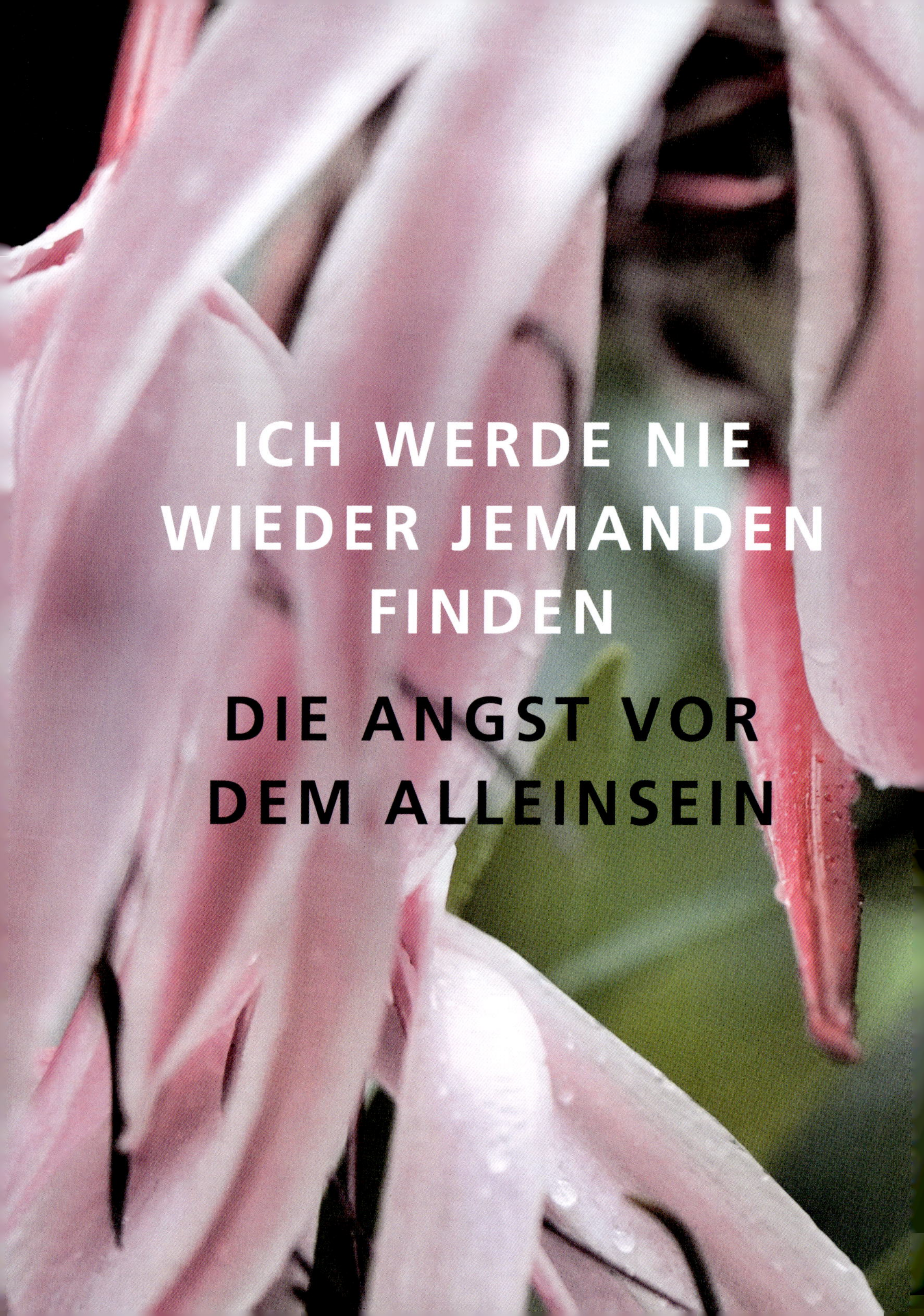

ICH WERDE NIE WIEDER JEMANDEN FINDEN

DIE ANGST VOR DEM ALLEINSEIN

— Mehrfach habe ich mich in meinem Leben auf Männer eingelassen, in die ich wahnsinnig verliebt war, obwohl sie mir nicht gutgetan haben. Ich habe Beziehungen geführt, in denen ich mich verbogen und verausgabt habe – um nicht verlassen zu werden. Ich habe Rosenkriege und Medienrummel erlebt, und mein Herz wurde immer wieder gebrochen, bis es zerschmettert war. Es gab viele Momente in meinem Leben, wo meine Vorstellungen von Glück regelrecht zertreten wurden.

Und dann war ich plötzlich fünfzig Jahre alt – und Single. So hatte ich das nicht geplant. So hatte ich mir mein Leben nicht vorgestellt. Und da kam sie, die Angst vor dem Alleinsein und dem Alleinbleiben. Sie hat mich regelrecht aufgefressen. »Wenn du jetzt niemanden mehr findest«, sagte eine innere Stimme, »dann bleibst du für den Rest deines Lebens allein.« Und die innere Stimme warf immer öfter existenzielle Fragen auf, sie murmelte ständig gequält etwas davon, dass ich »nicht gut genug versorgt« sei. Und immer wieder die zermürbenden Gedanken, dass ich allein alt werden könnte – das Bild von mir auf einer Parkbank sitzend vor Augen, mit Brotkrumen in der Tasche, darauf hoffend, dass sich wenigstens die Tiere im Park mit mir unterhalten. Dass niemand für mich da sein würde und dass ich nichts mehr mit jemandem teilen könnte. Ich bin durch intensive Phasen dieser Angst gegangen, sie hat mich nächtelang wach gehalten und manchmal regelrecht in Panik versetzt.

Ich erinnere mich an einen meiner ersten Yogalehrer in Los Angeles, der mich fragte, wie es mir geht.

»I am trying to surrender«, erwiderte ich, ich versuche, mich dem Leben hinzugeben.

»That's funny, what do you mean, *try?*« Er lachte. Seine Botschaft an mich war: Versuchen? Wie lustig! Es bleibt dir sowieso nichts anderes übrig, als dich dem Leben hinzugeben.

Es gibt keinen anderen Weg, als sich dem Leben hinzugeben. Ob man das aber nun enttäuscht, traurig oder wütend über das eigene ungerechte Schicksal tut oder nicht – das ist hier die Frage. Das Leben läuft ungeachtet jeglicher Emotion weiter. Die Sonne geht jeden Morgen Gott sei Dank wieder auf. Welche Gefühle wir dabei haben und wie viel Leid wir dabei erfahren, liegt zum Glück in unserer Macht.

Und so habe ich mich dann endgültig für die Hingabe entschieden. »Es ist, wie es ist«, dachte ich, »dann mache ich jetzt meine Hausaufgaben und finde einen noch besseren Zugang zu meinem eigenen Glück.« Ich habe mich meinen Ängsten *ergeben* und mich entschieden, dass Hingabe nichts mit Aufgeben zu tun hat.

Und ich sagte mir: »In Ordnung, ich fürchte mich, ich fürchte mich vor dem Alleinsein und ich tue jetzt alles dafür, mich selbst glücklich zu machen.«

Ich habe immer versucht, meiner Lebenssituation mit Selbstliebe zu begegnen. »Dann muss ich jetzt eben noch tiefer einsteigen«, dachte ich und fasste neue Entschlüsse. Endlich meditierte ich jeden Tag und war jeden Tag auf der Yogamatte, ungeachtet meines inneren Schweinehundes, der sich pausenlos meldete. Ich konzentrierte mich darauf, mich selbst zur Priorität zu machen, und tat alles für meine Heilung. Drei Jahre dauerte es, bis ich spürte: Ja, Ich bin im Jetzt angekommen. Ich bin glücklicher und zufriedener mit mir selbst als jemals zuvor.

Allein zu sein ist okay!

Zu schön, um wahr zu sein? Klingt mehr nach einer Geschichte als nach dem wirklichen Leben? Trotzdem ist es tatsächlich so passiert. Es ist ja auch keine fröhliche Lebensgeschichte. Ganz im Gegenteil. In meiner

Lebensgeschichte gab es viele verzweifelte Momente. Ich habe viel zu verarbeiten, viele innere Dämonen zu bändigen. Viele Versuche, meine Angst loszulassen, kamen und kommen immer noch als Bumerang zu mir zurück.

Die Verletzungen, die wir in uns tragen, verschwinden nicht einfach wie von Zauberhand. Jeder Neuanfang ist schwer und mit Schmerz verbunden. Man muss sich erneut öffnen, und das sogar weiter als vor der Verletzung. Das ist so irre schwer, nach einer tiefen Herzensverletzung das Herz noch weiter zu öffnen! Aber es ist der einzige Weg, wieder zur Liebe zu finden. Man muss sich noch einmal einlassen und zwar auf alles, was mit Liebe zu tun hat.

Und da gibt es die Stimme in einem, die erschreckend laut ruft: »Tu es nicht! Du wirst wieder leiden, er wird dir wehtun, hast du denn noch immer nichts gelernt? Lauf weg, bring dich in Sicherheit!« Natürlich sind das unsere inneren Stimmen der Angst. Unser emotionales Erfahrungsgedächtnis meldet sich und erinnert uns daran, dass Liebe meist Hand in Hand mit Schmerz geht – und der Verstand möchte nicht, dass wir wieder Schmerzen erleiden. Es ist daher logisch, dass er die Ursache für das Risiko neuen Leids ausschalten will, dass er uns fernhalten will von der Liebe.

Ganz nach dem Motto: »Fool me once, shame on you, fool me twice, shame on me!« Aber wenn wir das zulassen, wenn wir auf diese Stimme des Misstrauens hören, was sind wir dann? Richtig. Unglücklich und allein.

Liebe und Angst verpartnern sich

Als gäbe es Liebe und Angst nur im Doppelpack! Wie kommt es, dass, wenn man liebt, die Angst sich so schnell dazugesellt? Wir fürchten so viel, wenn wir lieben! Wir haben Angst davor, erkannt zu werden als die, die wir sind – vorbelastet, angeschlagen und narbenverkrustet. Wir schrecken davor zurück, uns zu offenbaren, uns zu zeigen, unsere Liebe zu gestehen – weil sie vielleicht nicht erwidert wird und wir dann Ablehnung erfahren.

Sofern es uns gelingt, diese Hürden zu überwinden und eine Beziehung einzugehen, packt uns bald die Panik, der geliebte Mensch könnte uns verlassen, sobald er uns etwas besser kennt. Wir reagieren mit Eifersucht und Kontrollwahn oder verbergen unsere wahren Gedanken und Gefühle, wir legen uns Verhaltensweisen zu, die die Beziehung über die Jahre vergiften können.

Oder wir wählen das Modell der Kompromissbeziehungen, in denen wir verharren, die uns nicht guttun und aus denen auszusteigen wir nicht wagen, weil wir dann allein wären. Wir halten an jemandem fest, der nicht der richtige Partner für uns ist, statt der Selbstliebe den Vorzug zu geben. Entweder sind wir dann in Zweisamkeit einsam oder aber wir werden verlassen, weil der Kompromiss früher oder später von selbst scheitert. Weil wir für den falschen Partner nicht brennen können.

Oder wir verweigern uns einer neuen Liebe, um uns zu schützen, wodurch wir aber erst recht allein bleiben.

Warum können wir eigentlich nicht allein sein? Woher kommt der Druck, dass wir nicht allein sein dürfen?

Eine Welt voller Klischees

Stelle man sich doch mal ein Umfeld vor, in dem man dafür nicht bemitleidet oder hinter vorgehaltener Hand abgeurteilt wird. In dem keiner sagt: »Die oder der hat niemanden, ich verstehe gar nicht, warum«, »Der Arme, ganz allein«, »Die ist doch wirklich nett und kann sich doch noch zeigen«. Wie anders wäre unsere Gesellschaft!

Wie viel freier könnten wir sein, wenn wir uns nicht mehr bei den Worten »ohne Partner« schämen würden? Wer niemanden findet, gilt irgendwie immer noch als gescheitert. Man fürchtet die Bewertung anderer: »Wer mit Mitte dreißig noch Single ist, hat mit Sicherheit irgendwelche Macken oder Fehler, die ihn oder sie inkompatibel machen.« Das Umfeld bezweifelt, dass es ein erfülltes, zufriedenes Leben geben könnte mit Bekanntschaften und beglückenden Hobbys, mit Reisen und Freunden. Und weiter hallt die Stimme der sozialen Spielregeln in uns wider. Na ja, man spricht dann dem oder derjenigen zu, dass er sich eben »beschäftigt« hält, »bis er endlich jemanden findet« – denn das ist schließlich in den Augen aller immer noch das, was sich jeder zu wünschen hat.

Die in uns verwurzelte Angst vor dem Alleinsein stammt, abgesehen von unserer bereits beschriebenen Vergangenheit als Kollektiv, auch aus der Furcht vor der inneren Leere, und oft können wir nicht anders, als sie krampfhaft zu füllen, mit Aktivitäten und Unternehmungen, oder zu betäuben mit Partys, Alkohol und Drogen. All das ändert natürlich nichts an der Basis. Manchmal frage ich mich – und hoffe, dass es so ist –, ob, was die Liebesbeziehungen betrifft, es die jungen Leute womöglich besser als wir lösen werden. Man sagt ja den Millennials nach, dass sie sich nicht mehr festlegen wollen – nicht so schnell und schon gar nicht für immer. Die jungen Menschen wechseln schneller den Arbeitsplatz, das Lebensumfeld, den Partner, sie gehen weniger Kompromisse ein und lassen sich nicht mehr so unterbuttern und einengen. Das wird ihnen oft zum Vorwurf gemacht. Ich empfinde das als Geschenk.

Vielleicht können die jungen Menschen von heute ihren eigenen Anliegen besser Priorität schenken, vielleicht haben sie nicht mehr so viel Angst davor, allein zu sein, weil sie es dank der engen digitalen Vernetzung untereinander auch gar nicht mehr sind.

Wir sind immer miteinander verbunden

Doch wie auch immer: **Der Mensch wird immer Menschen brauchen.** Das ist unser tiefes inneres Bedürfnis, denn die Natur in uns sagt: Allein sind wir hilflos. Ich möchte das nicht in Abrede stellen: Jeder von uns sehnt sich nach Liebe, nach Gemeinsamkeit, Trost und Zuwendung.
Die Frage ist nur, um welchen Preis gehen wir Bindungen ein? Lohnen sich Kompromisse? Ich weiß aus bitterer Erfahrung: Sie lohnen sich nur kurzfristig und können mit der Zeit unerträglich werden. Je schneller wir uns für die Selbstliebe entscheiden, umso weniger falsche Kompromisse werden in unserem Leben Platz finden. Glauben Sie mir: Ein Single, der Zufriedenheit und Selbstliebe ausstrahlt, wirkt ganz anders als ein »Ver-

partnerter«, der sich ins Korsett eines Liebes- und Lebenskompromisses gezwungen hat. **Meine Antwort ist also: mehr Selbstliebe wagen – und die wahre Liebe kommt von allein.**

In der Yogaphilosophie gilt übrigens nicht die im Abendland verbreitete Auffassung, die einzelnen Wesen seien voneinander getrennt. Der Lehre dieser langen philosophischen Tradition zufolge ist alles mit allem verbunden – wir mit unserer inneren Energie, wir mit allen anderen Menschen, mit allen bestehenden Dingen, mit dem gesamten Universum.

Im Yoga entdecken wir die tiefgehende Zusammengehörigkeit und die absolute Gewissheit, dass niemand von uns jemals allein ist – und dieses Gefühl kann ich inzwischen zutiefst bestätigen. Wir sind alle miteinander verbunden.

Woran Sie merken, dass Sie emotional abhängig sind

Tun Sie alles für Ihren Partner, Ihre Partnerin und noch ein wenig mehr für ihn, für sie als für sich selbst? Verzeihen Sie ihm oder ihr wieder und wieder? Auch dann, wenn er oder sie wirklich zu weit gegangen ist? Nur um sich nicht trennen zu müssen? Vernachlässigen Sie Ihre eigenen Freundschaften? Bekommen Sie beim Gedanken, allein zu leben, ein beklemmendes Gefühl? Sind Sie der Meinung, dass Ihr Bedürfnis nach Liebe und Zuneigung nur in einer Partnerschaft erfüllt werden kann?

Wenn Sie diese Fragen mit Ja beantworten, sind Sie mit großer Wahrscheinlichkeit in Ihrer Beziehung emotional abhängig.

Das Ziel für uns alle sollte sein, sich der damit verbundenen Angst zu stellen und daraus Konsequenzen für das eigene Leben zu ziehen – dann macht Sie Ihr Mut für diese oder eine zukünftige Beziehung freier, stabiler und sicherer. Es wird Ihnen besser gelingen, eine Partnerschaft auf Augenhöhe zu führen, wenn Sie dabei nicht mehr von der Angst getrieben werden.

Freunde und andere Wundermittel

Es mag seltsam klingen, aber um unsere Angst vor dem Alleinsein zu besiegen, sollten wir *üben, allein zu sein.* Doch wir müssen gleichzeitig aufhören, uns mehr als nötig *allein zu machen.* Wenn wir ohne Partner dastehen, ziehen wir uns häufig in uns selbst zurück und lassen nicht einmal Freunde an uns und unsere Gefühle heran. Oft auch weil wir vermeiden möchten, das, was uns im Inneren beschäftigt, preiszugeben oder unsere Freunde mit der ewig gleichen Geschichte zu nerven.

Ich kenne das selbst, es ist ein schleichender Prozess. Man zieht sich zurück, weil man einfach keine Kraft und Energie findet, an einem Tisch mit lachenden, in Partnerschaften glücklich verbundenen Frauen und Männern zu sitzen. Das eine Mal hält man es irgendwie aus, doch von Mal zu Mal wird es immer schwieriger, diese Energie zu ertragen. Es nervt einfach. Und so erfindet man Ausrede um Ausrede, um sich dem Ganzen nicht mehr aussetzen zu müssen, bis man plötzlich am Ende ohne die Anrufe von Freunden dasteht und sich nicht nur ungeliebt, sondern überhaupt von allen Menschen verlassen fühlt. Man hat seelisch zugemacht und Mauern um sich herum aufgebaut. Die Einsamkeit in der Liebe hat sich zur großen Einsamkeit im Leben ausgeweitet.

Emotionen mit anderen zu teilen, mit guten Freundinnen, wenn möglich auch mit der Familie, ist aber sehr wichtig. Rufen Sie eine Freundin oder einen Freund an, die oder der wie Sie vielleicht auch Single ist, und unternehmen Sie etwas. Lassen Sie andere Menschen an Ihrem Leben teilhaben. Legen Sie Ihren Stolz ab und scheuen Sie sich nicht davor, auch mal um Hilfe zu bitten. Bemühen Sie sich um Freundschaften in Ihrem Leben

Richten Sie den Scheinwerfer weg von der Bühne, auf der das Glück in der Liebe stattfinden soll. Es gibt auch noch die Bühne, auf der Ihre Familie, Ihre Freunde und andere Ihnen wichtige Menschen auftreten. Die Leere in unserem Leben lässt sich nicht nur mit einer Partnerschaft füllen. Das geht auch mit einem Mix an interessanten, neuen Unternehmungen, Bekanntschaften oder Freunden.

Das bestätigt auch die US-amerikanische Entwicklungspsychologin und Autorin Susan Pinker im TED-Talk: »Seit der industriellen Revolution haben sich die Spannungsfelder in den Städten geändert, einst waren Krankheiten das größte Gesundheitsrisiko. Doch wie ist es heute? Nun ist soziale Isolation das Gesundheitsrisiko unserer Tage. Heute gibt ein Drittel der Bevölkerung an, sich nur auf zwei oder weniger Menschen verlassen zu können.«[40]

Laut Pinker kommt es nicht nur auf saubere Luft an, damit ein Mensch eine lange Lebenserwartung hat, sondern auch auf soziale Integration.[41]

In Großbritannien kündigte im Januar 2018 Premierministerin Theresa May an, ein Ministerium für Einsamkeit einzurichten, weil sich laut Rotem Kreuz über neun Millionen der 66 Millionen Briten einsam fühlen.[42] Auch in Deutschland wird die Einrichtung eines solchen Ministeriums diskutiert.

Wir sollten aufpassen, dass das Alleinsein in der Liebe nicht zum großen Alleinsein im Leben führt. Und wir dürfen nicht vergessen, unsere Beziehungen zu anderen Menschen zu pflegen. Gleichzeitig ist es wichtig, dass wir lernen, uns selbst zu genügen.

Es ist paradox, aber wahr: **Gerade jene Menschen, die sich selbst genügen, wirken unglaublich anziehend auf andere.** Unabhängigkeit, Gelöstheit und Leichtigkeit sind einfach attraktiv. Wer mit sich selbst gut zurechtkommt, strahlt das auch aus – und wirkt magnetisch auf andere.

Einsamkeit wahrnehmen und aushalten

Meine Freundin Angelika war im Freundeskreis für ihre ausgedehnten Liebeskummerphasen bekannt – und für die verrückten Dinge, die sie dann tat. Sie hasste Singlephasen, weil sie immer das Gefühl hatte, dass sie allein nicht vollständig sei. Deshalb hielten diese Phasen niemals lange an, meistens nicht einmal eine Woche. Es gelang ihr entweder, ihren aktuellen Partner zurückzugewinnen, oder sie fand sehr schnell einen neuen.

Angelikas Angst vor dem Alleinsein ging so weit, dass sie sich von

Männern demütigen ließ. Sie wurde betrogen. Ein fauler Kerl lag ihr monatelang auf der Tasche, bei einem anderen Partner kümmerte sie sich um dessen Teenagertochter, während er im Urlaub war. Wurde sie verlassen, weinte sie tage- und nächtelang, rief im Minutentakt beim Verflossenen an oder wartete vor seiner Wohnung oder seiner Arbeitsstelle.

Sie konnte nicht loslassen, jede Trennung war für sie schlicht ein Weltuntergang.

Eines Tages gab sie vor, schwanger zu sein, um einen Mann an sich zu binden. »Als ich morgens im Bad war und Übelkeit vortäuschte, schaute ich in den Spiegel und dachte: ›Tiefer kannst du nicht mehr sinken. Das muss jetzt aufhören‹«, hat sie mir erzählt. Sie gestand dem Mann die Wahrheit, beendete die Beziehung und stellte sich ihrer Angst vor dem Alleinsein.

Sie fing an, alle ihre Erlebnisse aufzuschreiben – alles, was sie aus Liebeskummer getan hatte und wie es ihr dabei ergangen war. Dadurch fand sie für sich selbst neue Kraft und Distanz. Sie richtete einen Blog ein, der immer erfolgreicher wurde.

Die Leser konnten sich mit der Authentizität Angelikas identifizieren und nahmen ihre Anregungen an, sodass sich deren Leben zum Besseren wendete. Schließlich hat Angelika daraus einen Beruf gemacht: Sie gibt heute Seminare und Workshops zum Thema Liebeskummer, Selbstliebe und Loslassen. Und wurde tatsächlich zum glücklichen Single und Wegweiser.

Es gibt mehr als eine Liebe

Wir können ohne Partner leben und sollten nicht in dem Glauben gefangen sein, dass wir nur durch einen Partner und die dazugehörige Vorstellung, wie eine solche Liebesbeziehung »zu sein hat«, zur Vollkommenheit finden.

Auch ich habe mich viele Jahre lang von einem in mir gewachsenen und erwünschten Beziehungsbild leiten lassen. Ich lebte sozusagen aus

»DAS SCHLIMMSTE
IST, WENN WIR IN
DEN VERLETZUNGEN
DURCH ANDERE DEN
REST UNSERES LEBENS
VERBRINGEN. KEINE
VERLETZUNG IST ES
WERT, DASS WIR
SIE GEGEN UNSERE
LEBENSFREUDE
EINTAUSCHEN.«

meiner Vorstellung heraus, wie es sein könnte, wenn es diesen Mann gäbe, der dann genau richtig für mich wäre – und als ich diesem Beziehungsmodell entsprechend dann tatsächlich quasi als lebendig gewordene Projektion den passenden Mann fand, war ich so von meiner Vorstellung beseelt, dass ich viel zu lange nicht erkennen konnte, wie wenig er tatsächlich zu mir passte. Schon lange hatten sich unsere Egos ineinander verhakt, und obwohl wir auch wahnsinnig schöne Zeiten miteinander hatten, war die Energie zwischen uns ein einziges Chaos. Die Projektion, die er für mich war, hatte mich im Griff. Obwohl ich schon so viel erlebt hatte, obwohl ich schon so viel gelernt hatte, konnte ich mich viele Jahre lang nicht davon lösen.

Aber heute kann ich sagen: Auch dieser Mann war ein großer Lehrer in meinem Leben. Wir begegnen vielen solchen Lehrern, das weiß ich mit Sicherheit. Von ihnen allen können wir lernen. Gescheiterte Liebesbeziehungen bringen uns weiter, wenn wir uns entscheiden, daraus zu lernen und gleichzeitig loszulassen. Öffnen Sie Ihr Herz weit, gehen Sie neugierig durchs Leben. Bleiben Sie ganz nahe bei sich und den Dingen, die Sie lieben. Lernen Sie neue Menschen kennen und begegnen Sie ihnen mit echtem Interesse. Sie werden feststellen, dass es viel mehr potenzielle Partner gibt, als Sie geglaubt haben.

Festhalten oder loslassen

Wir halten vieles fest, doch wer festhält, kann nicht loslassen. Am anschaulichsten finde ich den simplen Vergleich am Beispiel unserer eigenen Hände. Was passiert mit unserer Hand, wenn wir einen Gegenstand für lange Zeit festhalten? Richtig: die Hand wird nicht mehr durchblutet, sie wird steif, tut weh und wir verlieren nach einer Weile nicht nur das Gefühl für den Gegenstand selbst, sondern auch für unsere Hand. Sobald wir den Gegenstand loslassen, kann das Blut wieder fließen, der Druck lässt nach und Hautfarbe und Beweglichkeit kommen zurück. Das kann man energetisch eins zu eins mit allen anderen Dingen im Leben vergleichen, an die wir uns klammern.

Doch wir halten nicht nur krampfhaft an Beziehungen fest, sondern auch an vielen anderen Problemen im Leben. Dabei bedeutet »loslassen« eigentlich nur, den Energiefluss und damit Veränderungen zuzulassen.

»Atha« ist das erste Wort des *Yogasutra*, einer grundlegenden, etwa 2000 Jahre alten Schrift der Yogaphilosophie. Es kann mit »jetzt« oder auch mit »dann« übersetzt werden. Gemeint ist damit ein Neuanfang: Jetzt starten wir neu. Um im Jetzt zu sein, dürfen wir das Alte loslassen, damit es uns nicht mehr blockiert und lähmt, schmerzt und zurückhält. Natürlich ist es gut, wenn wir uns an die Fehler erinnern, die wir gemacht haben, damit wir sie nicht wiederholen. Ebenso wichtig ist es, im Jetzt die Zukunft zu planen, Verabredungen zu treffen und Termine zu vereinbaren, damit wir nicht in heillosem Chaos enden. Doch darüber hinaus gibt es nichts, das wir kontrollieren könnten. Nicht einmal, ob unsere Termine denn wirklich stattfinden und unsere Pläne aufgehen werden. Alles, was wirklich real ist, ist im Jetzt: Wir können nur im Jetzt wirklich schmecken, sehen, riechen, fühlen.

Wem es gelingt, sich gelegentlich beim Festhalten zu erwischen, der hat im Ansatz das Prinzip Loslassen schon verstanden. Wer es dann schafft, den »Festhaltegriff« ein wenig zu lockern, der gibt sich einer universellen Kraft hin – und der tiefen Demut, die mit dem Wissen einhergeht, dass wir letztlich überhaupt keine Kontrolle haben. Auch nicht über die Liebe.

In der nächsten Übung, einer Achtsamkeitsübung, geht es um das Transformieren von Emotionen. Durch die Konzentration auf die Sinne kann man einen Weg aus belastenden Gefühlen finden.

Übung: Vom Allein-Sein zum All-eins-Sein

- Machen Sie einen kleinen Spaziergang in der Natur.
- Nehmen Sie zunächst wahr, wie sich Ihr Körper beim Gehen anfühlt. Atmen Sie tief durch.
- Halten Sie an, wenn Ihr Blick an etwas hängenbleibt. Das kann ein Blatt sein, ein Stein oder eine Blüte. Wenn es ein loser Gegenstand ist, können Sie ihn in die Hand nehmen. Vielleicht ist es eine Baumrinde, an die Sie sich lehnen wollen, oder irgendetwas anderes, was Ihnen auffällt.
- Beschreiben Sie nun im Flüsterton oder auch in Gedanken jedes einzelne Detail so lange wie irgend möglich. Welche Struktur hat der Gegenstand? Wie fühlt sich die Oberfläche an? Wie schwer ist er? Wie riecht er?
- Stellen Sie sich dabei vor, Sie würden einer anderen Person, die nicht bei Ihnen ist, den Gegenstand so genau beschreiben, dass diese Person das Objekt nachzeichnen oder ganz genau nachmodellieren könnte. Nehmen Sie sich dafür ruhig einige Minuten Zeit.
- Dann lassen Sie das Stück genauso, wie Sie es gefunden haben, wieder zurück.
- Gehen Sie nun zum nächsten Objekt und wiederholen Sie das Ganze damit.
- Versuchen Sie, mindestens 15 Minuten auf diese Weise zu verbringen, und lassen Sie sich ganz auf diese liebevolle Verbindung mit der Natur ein.

Gibt es völlige Freiheit?

Warum fällt uns dann das Loslassen so schwer, selbst wenn wir theoretisch verstanden haben, wie viel einfacher unser Leben dadurch sein könnte? Weil sich die Angst vor dem Ungewissen eben leider oft noch schwerer anfühlt! Die Situation, in der wir sind und an der wir festhalten, ist uns immerhin vertraut – auch wenn sie uns vielleicht unglücklich macht. Das Unbekannte wirkt auf uns häufig wie das noch schlimmere Übel. Das führt dazu, dass wir uns nicht trauen, etwas zu verändern – und so können wir unsere Flügel nicht ausbreiten, sondern bleiben in der Box, in die wir uns selbst eingesperrt haben.

Tief im Inneren wissen wir, dass das Ausbrechen aus unserer Komfortzone der richtige Weg ist. Und handeln trotzdem nicht danach – weil wir die Angst oft besser wahrnehmen als unserem Bauchgefühl zu trauen. Wir wollen nichts aufgeben und nichts verlieren.

Ich kenne das, wenn man sich unsicher fühlt, es kann lähmend sein. Was soll man überhaupt loslassen, wenn man gar nicht weiß, was man tief drinnen wirklich möchte. Wie man wirklich glücklich wäre. Was einen wirklich erfüllt. Ich habe es mit einem sehr einfachen System versucht zu erfahren. Der erste Schritt, um herauszufinden, was man wirklich will und was man für sein eigenes Glück braucht, ist: den Mut zu finden, die Dinge loszulassen, die man nicht will, die man nicht braucht und die einen nicht glücklich machen.

Loslassen fängt also mit einer inneren Bereitschaft an, die Dinge aufzugeben, die man nicht mehr haben will. Die Dinge, die sich nicht mehr gut anfühlen. Das kann anfangs sehr schwierig sein, aber wenn man länger über das, was man nicht mehr in seinem Leben haben möchte, nachdenkt, wird es plötzlich erstaunlich einfach.

Das Vergeben

Ich habe gelernt, dass Verzeihen eine große Geste dem anderen gegenüber ist. Dass ich dem anderen energetisch die Freiheit schenke, wenn ich vergebe. Was mir nicht klar war, ist, dass die größte Geste darin besteht, mich selbst aus dem Gefängnis des Grolls zu entlassen. Das lernt und erfährt man nur, wenn man innerlich den Schritt wagt, dem anderen zu verzeihen, und ihm nichts, aber auch gar nichts mehr vorwirft. Zu akzeptieren, dass der andere nun mal der Mensch ist, der er ist. Dass er so sein darf. Dass wir eben deswegen nur einen Teil unseres Lebens mit ihm verbringen konnten und nicht das ganze Leben. Wenn einem das gelingt, dann ist man frei.

Jeder will glücklich sein, einschließlich derer, die uns verletzt haben. Auch wenn man das versteht, macht das unsere Verletzungen zwar nicht ungeschehen, doch es hilft, die Ebene zu erreichen, die man als Grundlage dafür braucht, diesen Menschen letztendlich vergeben zu können.

Wenn andere etwas tun, das uns enttäuscht und verletzt, tendieren manche von uns dazu, sich das sehr gut zu merken und das Geschehnis lange mit sich herumzutragen und somit in den daraus folgenden Emotionen steckenzubleiben. Wir wiederholen das Geschehene in Gedanken immer und immer wieder und versuchen dabei, unser Verhalten zu korrigieren, bessere Widerworte zu finden oder uns besser zu schützen. Gelegentlich stellen wir uns auch vor, wie wir uns rächen könnten.

Das ist Mindfuck vom Feinsten. Wir können die Vergangenheit nicht ändern. Aber dieses Verhalten hindert uns daran loszulassen. Eine emotionale Feindseligkeit lässt keinen Raum in uns zu, Verständnis für die Unvollkommenheit des anderen zu entwickeln. Natürlich ist es richtig, sich gegen Verletzungen zu wehren. Doch wie lange soll das energetische Feld zwischen unserem Verletztsein und demjenigen, der uns verletzt hat, eigentlich bestehen? Wenn es uns gelingt, einen Schritt zurückzutreten und etwas Distanz zu unserer Enttäuschung zu schaffen, dann können wir aus der Emotion in eine andere Ebene gelangen. Manchmal führt Verstehen zum Vergeben. Oder zumindest zu einem Akzeptieren.

Das Schlimmste, was uns passieren kann, sind die Verletzungen durch andere Menschen. Das Schlimmste ist, wenn wir in der Energie der Verletzung durch andere Menschen den Rest unseres Lebens verbringen. Keine Verletzung ist es wert, dass wir sie gegen unsere Lebensfreude eintauschen.

Tatsächlich kann aber der Groll zu einer regelrechten Sucht werden. Und oft hängt leider der Groll gegen andere mit dem Groll gegen sich selbst zusammen: Man verzeiht sich bestimmte Dinge nicht, erlaubt sich nicht, unvollkommen zu sein. Damit macht man es sich schwer, neue Lebensfreude zu finden.

Vergebung ist die Königsdisziplin im Loslassen. Denn mit ihr können wir die Vergangenheit loslassen. Was wir wirklich vergeben, ist nicht mehr in uns. Die Wunden können endlich heilen. Wir fühlen uns frei. **Vergebung ist ein Geschenk, das wir uns selbst machen.**

Eine Beziehung ist wie ein Kunstwerk – sie erfordert Arbeit

INTERVIEW MIT DAMI CHARF

Wenn es um Liebe und Partnerschaften geht, wird unser Verhalten oft von großen Ängsten dominiert. Woher kommt das?

Liebe und Partnerschaft berühren uns am tiefsten, sie sind uns am nächsten. Durch die Liebe werden unsere frühesten Lernerfahrungen wieder aktiviert. Wir sind uns oft gar nicht bewusst, dass wir nicht aus dem Hier und Heute agieren und nicht aus dem Kontakt mit der Person, die wir lieben, sondern dass alte Muster und Verletzungen ganz stark in unser Verhalten hineinspielen. Wenn die erste Beziehung des Lebens von Unsicherheit geprägt war, weil die Eltern kaum zur Verfügung standen, unaufmerksam waren, weil man geschrien hat, ohne dass jemand kam – wir sprechen nicht über die perfekten Eltern, in der Bindungstheorie ist von genügend guten Eltern die Rede –, spielt das in eine Liebesbeziehung, wenn wir erwachsen sind, mit hinein. Liebesbeziehungen sind dann der Ort, wo wir Wiederholung erleben, aber auch Heilung.

Oft bleiben wir in Beziehungen, die uns nicht guttun, weil wir uns davor fürchten, allein zu sein. Wie kann man lernen, Entscheidungen nicht aus Angst vor dem Alleinsein zu treffen?

Das Erste, was wir verstehen müssen, ist, dass diese Angst vor dem Alleinsein aus unserer ganz frühen Kindheit kommt. Nach 20 Jahren Erfahrung in der psychotherapeutischen Arbeit kann ich sagen, dass es dabei nicht ums Alleinsein geht, sondern um die Angst zu sterben. Für ein Baby bedeutet Alleinsein, dass es stirbt. Deshalb tut es alles, damit die Bezugsperson wiederkommt und sich kümmert.

Die Angst zu sterben, wenn jemand wegging, die war sehr real. Sie schlummert immer noch in uns. Und je nachdem, was für ein Beziehungsmuster wir haben, ist sie stärker oder schwächer. Was wir Menschen außerdem vergessen haben, ist, dass wir soziale Tiere sind. Bindungen herzustellen, dazu sind wir auf der Welt, das macht uns gesund. Dazu gibt es Langzeitstudien aus Harvard, die besagen, dass Beziehungen der wichtigste Faktor für Lebensglück sind. Wir brauchen eine Gemeinschaft, in der wir uns wohlfühlen und Unterstützung bekommen. Sobald wir viele Beziehungen haben, viel Gemeinschaft, ist das auch für unsere Liebesbeziehung gut. Der Fokus darf nicht so eng sein, dass man nur noch die eine geliebte Person wahrnimmt und nichts anderes mehr im Leben. Dann ist es unglaublich beängstigend, dass diese Person gehen könnte. Sobald wir uns verbunden haben, ist jede Trennung an enorme Schmerzen geknüpft, selbst dann, wenn diese Person uns nicht guttut. Wir sind so gebaut, es entspricht unserer Natur und unserer Prägung. Das müssen wir anerkennen.

Wenn jeder Mensch Traumata und Verletzungen erlebt hat und sein eigenes Päckchen mitbringt – kann es dann überhaupt gesunde Beziehungen geben?

Traumata sind ein Teil unseres Lebens. Es gab nie eine Zeit, wo es keine Traumata gab. Die Idee, dass es immerwährendes Glück gibt, ist eine Idee der Selbsthilfeindustrie. Die Frage ist: Haben wir in unserem Leben genügend Ressourcen, bekommen wir genügend Unterstützung, beschäftigen wir uns genügend mit uns selbst, um diese Traumata aufzulösen?

In Beziehungen erleben wir unsere Bindungsverletzungen wieder. Das sind Bindungserfahrungen, die wir ab der Schwangerschaft bis zum ersten Lebensjahr gemacht haben. Im Alter von zehn, zwölf Monaten sind diese Bindungsmuster bereits nachweisbar. Sie sind sehr, sehr tief, unsere tiefsten Blueprints fürs Leben. Wir reagieren zu 95 Prozent auf die Erlebnisse, die wir als Kleinkinder hatten, und nicht auf die Person vor uns. Das ist sehr ernüchternd. Wir brauchen deshalb ein Bewusstsein für diese Muster, wir müssen uns damit beschäftigen.

Eine Beziehung ist etwas Hochkomplexes, und es wäre gesund, nicht mehr zu glauben, dass Liebe allein reicht, sondern zu denken: Meine Liebe ist so wichtig wie meine Arbeit, ich investiere Zeit und Energie. Es gibt keine Muss-Beziehungen mehr in unserer Gesellschaft, wir haben eigentlich Spaß-Beziehungen und wenn uns jemand keine Freude mehr bringt, dann werden sich die meisten Menschen, wenn sie nicht nur Sicherheit wollen, trennen.

Gleichzeitig ist eine Beziehung eine Wachstumschance. Man muss eine Meta-Ebene entwickeln, sich selbst beobachten können, sich die Fähigkeit aneignen, eine Pause zwischen Reiz und Reaktion zu setzen, mit anderen Worten: genügend Selbstregulierung haben und Sachen nicht einfach raushauen. Das ist die Voraussetzung, dass Beziehungen gelingen. Und diese Fähigkeiten tun uns auch sonst im Leben sehr gut.

Der Kontakt zu anderen ist so wichtig für uns – und trotzdem gelingt er oft nicht. Was können wir tun, um das zum Positiven zu verändern?

Wir sollten von der gesellschaftlichen Idee wegkommen, dass wir eine Insel sind, unglaublich autonom und voller Individualität. Das hat uns in diese Gesundheitskrise, die wir haben, gebracht. Es gibt mehr Depressionen und Angststörungen als jemals zuvor. Das wird dadurch verursacht, dass wir viel zu viel allein sind und uns nicht mehr gut spüren und regulieren können.

Menschen sind reale Wesen, die Bedürfnisse haben, die reale Berührung brauchen. Das ist virtuell nicht zu machen. Wir brauchen das reale Leben und soziale Fähigkeiten, um die Welt nicht nur aus der Ichperspektive zu sehen. Wir sollten nicht nur mit dem Handy oder unseren Gedanken beschäftigt sein, sondern Präsenz zeigen.

Wir müssen unseren Körper fühlen, in Resonanz gehen, in Empathie gehen, das ist ein physiologischer Prozess: Die Spiegelneuronen spiegeln in unserem Körper die Mimik und Gestik einer anderen Person, dadurch kann ich nachvollziehen, wie es ihr geht. Wir können nur Beziehungen führen, wenn wir uns spüren. Das lernen wir über das Spiegeln und Körperkontakt und Regulieren. Wenn das in der Kindheit nicht gut geklappt hat, kann man es als Erwachsener nachlernen. Das ist nicht so leicht, aber sehr lohnenswert.

Kann jemand, der keine sichere Bindung in seiner Kindheit erlebt hat, später trotzdem in einer Partnerschaft glücklich werden?

Ja. Wir können glücklich werden, aber wir müssen an uns arbeiten. Damit uns die alten Verletzungen nicht immer wieder dazwischenschießen und wir sie nicht ständig reinszenieren. Wenn wir Bindungsverletzungen haben, ist unser Grundgefühl, dass etwas mit uns nicht stimmt, dass wir nicht wirklich liebenswert sind. Dadurch entwickeln wir Verhaltensweisen, die dazu führen, dass der Partner sich letztlich tatsächlich zurückzieht.

Diese Dinge werden uns immer begegnen, in jeder Beziehung. Es kommt natürlich auch darauf an, was der Partner für ein Bindungsmuster hat, ob sich das glücklich oder unglücklich ergänzt. Aber man kann glücklich werden, wenn man mit sich unterwegs ist, mit sich wachsen will, mit sich arbeiten will – und: wenn das möglichst beide wollen.

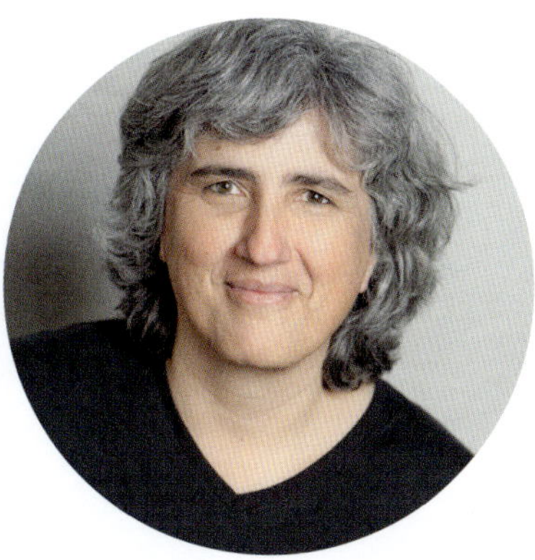

Dami Charf ist Autorin des Buchs *Auch alte Wunden können heilen.* Sie beschäftigt sich seit 30 Jahren leidenschaftlich und immer wieder neugierig mit Menschen und der menschlichen Psyche. Seit 20 Jahren arbeitet sie körperpsychotherapeutisch mit Schwerpunkt Entwicklungstrauma und Bindung. Ihr Anliegen ist es, Menschen wieder in Kontakt mit sich selbst zu bringen und unsere Gesellschaft menschlicher und verbundener zu machen. www.traumaheilung.de und **www.einfachmenschsein.com**

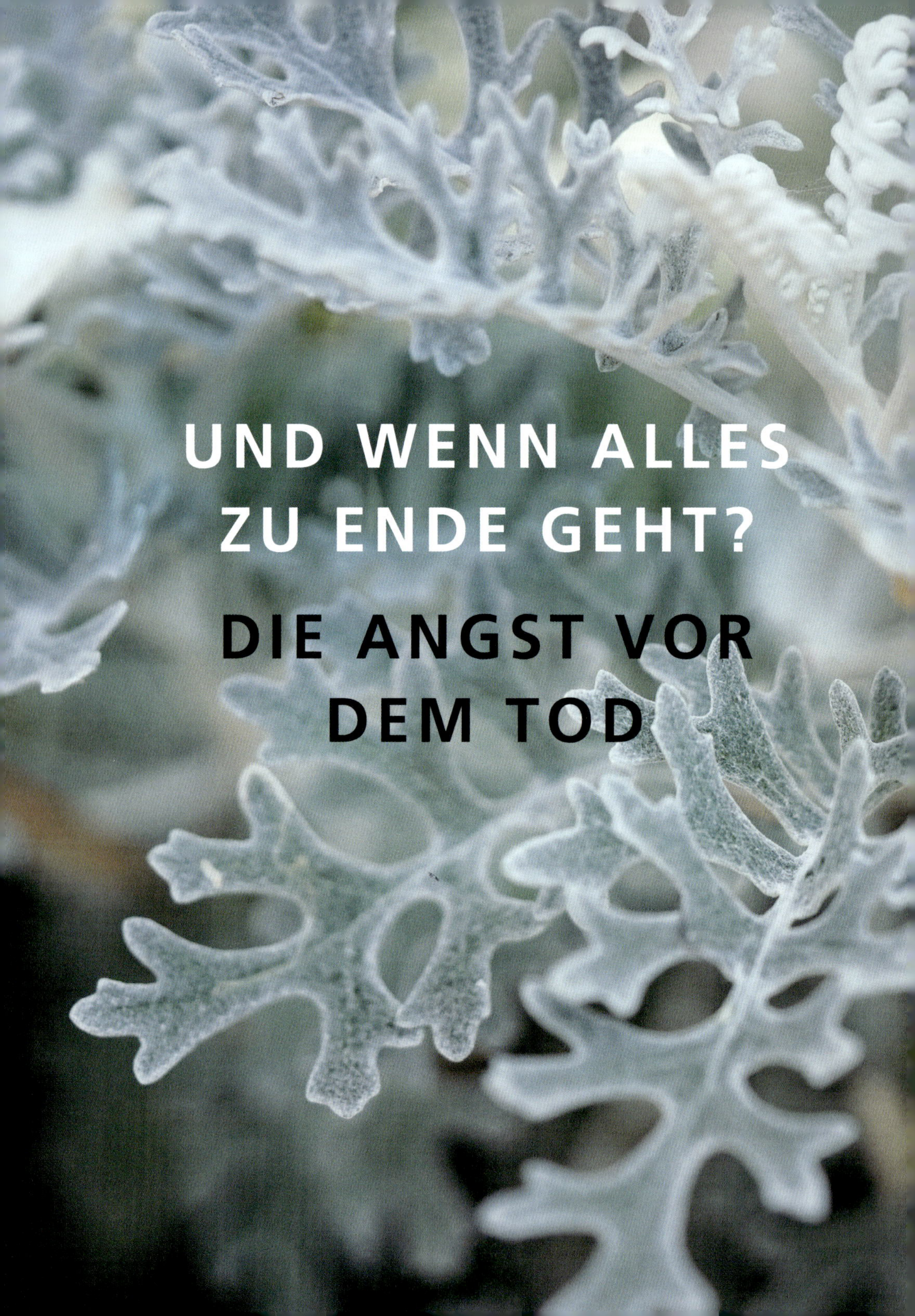

UND WENN ALLES ZU ENDE GEHT?

DIE ANGST VOR DEM TOD

— Wenn wir mit absoluter Sicherheit wüssten, was uns nach dem Tod erwartet – wäre unser Leben dann frei von Ängsten? Würden wir anders leben?

Ich glaube, dass sich nichts ändern würde, wenn wir wüssten, was uns nach dem Tod erwartet. Wenn man im Vertrauen zum Leben lebt, ist man auf einem guten Weg. Um (Ur-)Vertrauen zu haben, muss man nicht unbedingt religiös sein.

Die Erwartung, dass man am Ende entweder im Himmel oder in der Hölle landet, die Entscheidung, ob man im Leben dem Guten oder dem Bösen folgen soll – all das hat nichts an der Furcht vor dem Lebensende geändert.

Menschen sehen dem Tod aus verschiedensten Gründen mit gemischten Gefühlen entgegen. »Ich habe keine Angst vor dem Tod. Ich möchte nur nicht dabei sein, wenn es passiert«, sagte beispielsweise der Starregisseur Woody Allen. Wir ängstigen uns davor, dass unsere irdische Existenz endet, obwohl rational gesehen nichts so alltäglich ist wie der Tod. Es ist ein ständiges Werden, Wachsen und Verblühen – der ewige Kreislauf des Lebens. Kein Lebewesen ist unsterblich. Alles ändert sich, alles vergeht. Das Alte macht dem Neuen Platz. Nur eines ist ewig: die Veränderung. Einerseits ist das ein Widerspruch, andererseits eine absolute Gewissheit. **Nichts ist so sicher wie die Tatsache, dass alles einmal endet und durch etwas Neues ersetzt wird.**

Im Kern sind wir keine rationalen Wesen. Wir fühlen, leiden und lieben. Und wir halten uns fest: an Gegenständen, an Vergangenem, an uns selbst und unseren Vorstellungen. Und dennoch wird sich *für uns* etwas ändern, wenn die Stunde naht. Das ist gewiss. Und dieser Gedanke macht den meisten von uns Angst – auch mir.

Vielleicht ist die Angst vor dem Tod unsere größte Angst. Wir haben es im Interview mit Dami Charf gelesen (Seite 130): Die Angst vor dem Alleinsein entspringt der Angst vor dem Tod. Als Kinder fürchten wir: So schwach, wie wir sind, sterben wir, wenn wir allein gelassen werden. Mit Sicherheit lassen sich auch andere Ängste davon ableiten, vielleicht ist die Angst vor dem Tod sogar die Mutter aller Ängste. Ist nicht schon die Angst vor der Dunkelheit verwandt mit der Angst vor dem Tod?

Für immer jung

Ein großes Tabu liegt über dem Sterben und allem, was damit verbunden ist. Unsere Berührungsängste damit sind gewaltig. Wir verdrängen den Tod, wann immer es geht, als könnten wir ihn dadurch von unserem Leben fernhalten. Nichts vergessen wir so gern wie den Tod.

Früher, als noch mehrere Generationen unter einem Dach wohnten, wurden die Eltern beim Sterben begleitet. Die Enkelkinder erlebten alles, was mit dem Tod zu tun hat, noch aus nächster Nähe. Heute wächst der Dienstleistungssektor für Altenpflege und Sterbebegleitung, der einerseits seine Berechtigung hat, weil alte Menschen durch ihn versorgt werden. Anderseits hält man dadurch auch eine große Distanz zum Verfall des Körpers. Zahlreiche Menschen sind heute von einer natürlichen Sache entfremdet: nämlich vom Verwelken des Lebens.

Ich verstehe, warum wir am Jungsein festhalten, mit allen Mitteln, die uns zur Verfügung stehen – ich verstehe es und versuche doch gleichzeitig, mich davon zu befreien. Weil Älterwerden nichts anderes ist als die größte Lektion im Loslassen.

Vielleicht ist es auch vielmehr unser Gefühl, das uns nicht akzeptieren lässt, dass nichts von Dauer sein kann. Wir können den Tod rational erkennen, und trotzdem fühlen wir uns bei dem Gedanken an unsere Endlichkeit so, als ob wir eine Schlacht verlieren. Ich glaube, dass Loslassen mehr eine emotionale als eine rationale Angelegenheit ist. Was der Verstand längst durchschaut hat, muss sich die Emotion langsam und unter vielen Wiederholungen erschließen. Insofern reicht es nicht, den Tod zu erkennen.

Ich habe keine negativen Gefühle, wenn ich mir mein Lebensalter bewusst mache: Mein fünfzigster Geburtstag war ein rauschendes Fest. Ich fühle mich bestens in meinem Körper, zum Teil wegen des Yoga, zum Teil, weil mein gebrochener Halswirbel, von dem ich Ihnen am Beginn des Buches erzählt habe, wieder zusammengewachsen ist. Ich gebe gerne zu, dass ich nicht mehr so viel Kraft wie früher habe, dass ich mehr Pausen und Ruhe brauche.

Dennoch ist es nicht leicht für mich, wenn ich mir meinen unvermeidbaren Lebensabend vorstelle: Wenn ich Menschen im Altersheim sehe, denke ich: Ich will nicht so enden, ich will eigentlich überhaupt nicht enden. Ich schiebe das weg. Die Aussicht auf den neunzigsten Geburtstag finde ich nicht so prickelnd. Ich möchte gesund und aktiv bleiben, frisch aussehen und alles machen können. Doch gleichzeitig weiß ich, dass das nicht möglich ist. **Der Tod gehört zum Leben. Es gibt das Leben nur, weil es den Tod gibt.**

Abschied und Neubeginn, Wachsen und Vergehen – es ist ein Millionen Jahre alter Kreislauf. Die universelle Macht ist klüger und stärker als wir. Wer sind wir, ihr entgegentreten zu wollen mit unserem kleingeistigen Denken?

Am Ende – die friedliche Stille

Wir müssen uns für das Loslassen von Leid und Tod viel Zeit nehmen, denn so einfach werden wir die Todesangst nicht los. Vielmehr sollten wir uns darauf einstellen, uns im Sterben zu üben. Nicht ohne Grund bedeutet Shavasana, das Liegen in der Rückenlage mit ausgestreckten Beinen, das einfachste Asana im Yoga, Totenstellung. Diese herrlich entspannende Übung am Ende einer Yogastunde freundet uns mit der Vorstellung der Vergänglichkeit an, auch wenn uns das nicht bewusst ist. Wenn wir uns acht bis zehn Minuten in dieser Stellung entspannen, nachdem wir uns in verschiedenen Übungen konzentriert angespannt und gedehnt haben, fühlen wir uns unendlich gelöst. Dieses schöne Gefühl lernen wir mit dem Tod zu verbinden, es passt viel mehr zu diesem Thema als unsere typische Ängstlichkeit, wenn es um das Verwelken des Lebens geht.

Meine Großmutter ist eines natürlichen Todes gestorben, sie wurde 99 Jahre alt, und ich habe sie sehr geliebt. Nachdem ich einen Anruf von meiner Familie erhalten hatte, dass es mit ihrem Leben zu Ende geht, machte ich mich sofort auf den Weg. Damals wohnte ich noch in Los Angeles, daher war mir klar, dass ich es vielleicht nicht mehr rechtzeitig schaffen würde, sie noch bei Bewusstsein in meinen Armen zu halten.

Ich fragte, ob man ihr den Telefonhörer ans Ohr halten könne, und sagte ihr, dass ich mich auf den Weg zu ihr machen würde und dass ich sie sehr liebte. Als ich schließlich im Altenheim in München ankam, war sie vielleicht eine halbe Stunde tot, keiner war mehr bei ihr, alle waren erschöpft kurz nach Hause gefahren. Niemand war im Sterbezimmer.

Mein Herz klopfte bei dem Gedanken, die Tür zu öffnen, und ich hatte ein wenig Angst, so ganz allein zu ihr zu gehen. Ich öffnete die Tür, und da lag sie ganz friedlich bei Kerzenschein in Shavasana, der Totenstellung.

Wie Schuppen fiel es mir von den Augen. Meine Güte, dachte ich, man stirbt tatsächlich auf diese Weise. So lässt man das Leben los, wenn man eines natürlichen Todes geht. Mir wurde bewusst, welche tiefe Bedeutung diese Yogahaltung hat. Irgendwie half mir diese Feststellung, von meiner Großmutter Abschied zu nehmen. Ich wusste, dass sie in Frieden gegangen war.

Trauerbegleiter und Palliativpsychologen geben den Ratschlag, sich der Angst vor dem Sterben zu stellen oder ihr zumindest zu begegnen und dem Tod möglichst nicht auszuweichen, wenn das Leben eines nahestehenden Menschen zu Ende geht. Liegt jemand im Sterben, sollte man sich Zeit nehmen, ihn zu besuchen, auch wenn man davor zurückschreckt: Man sollte mit ihm sprechen, sich verabschieden, sich damit auseinandersetzen, dass dieser Mensch jetzt gehen wird – wie man selbst später auch.

Wir müssen die Vergänglichkeit in unser Herz lassen, um die Zeit, die wir noch haben, in Fülle zu leben. Ich habe die Angst vor dem Tod, vor dem Leid und vor der Vergänglichkeit nicht komplett überwunden, doch ich fühle, dass wir uns Zeit nehmen müssen für die Akzeptanz von Krankheit, Leid und Tod.

Wir sehen die Vergänglichkeit, wenn wir Großeltern zusammen mit ihren Enkelkindern erleben: **Ist es nicht wundervoll, und kann es uns nicht gleichzeitig traurig und glücklich machen, wenn das Lachen eines Kindes sich mit dem Lachen der Großeltern vermischt?** Die Tränen, die da kommen wollen, vor Glück und aus Ehrfurcht vor dem Leben, sind auch ein Stück weit Ausdruck der Demut vor der Vergänglichkeit.

Schmerz und Krankheit

Das Schönste, was man über einen Verstorbenen sagen kann, ist, dass er oder sie »sanft entschlafen« ist. Dass jemand »nicht mehr leiden muss«, kann ein Trost sein. Wenn ein geliebter Mensch von uns geht, ist es uns wichtig zu wissen, dass er nicht gelitten hat – oder dass seinem Leiden nun wenigstens ein Ende gesetzt wurde: »Hoffentlich geht es ihm besser da, wo er jetzt ist.«

Von Buddha ist überliefert, dass ihn eine schlimme Krankheit in Todesangst versetzt haben soll: »Ich habe eine schmerzhafte Krankheit bekommen, eine heftige Empfindung, die (mich) an den Rand des Todes (führt). Und die Mönchsgemeinde ist fortgegangen. Es kann mir nicht angemessen sein, dass ich völlig verlösche, wenn die Mönchsgemeinde fortgegangen ist. Wie wäre es nun, wenn ich die betreffenden Empfindungen durch Willenskraft zur Ruhe bringe, (…) eine von Vorstellungsbildern freie Konzentration des Geistes verwirkliche, (in sie) eintrete (und in ihr) verweile?«[43]

Buddha wurde wieder gesund, indem er seinen Geist bändigte. Wir würden heute sagen: Er überwand seine schwere Krankheit durch Achtsamkeitstraining. Er löste sich von der Krankheit, indem er einerseits bei ihr verweilte und sich andererseits von seinen Angstvorstellungen befreite, sie »zur Ruhe« kommen ließ.

Er war sich klar über die Krankheit, ließ sich aber nicht von Angst und Sorge beherrschen.

Ich weiß, dass die meisten von uns bei Krankheit nicht in Buddhas Fußstapfen treten würden. Doch sein Beispiel kann uns inspirieren. Buddha möchte uns zeigen, dass es eine Rolle spielt, wie wir mit unseren Gedanken umgehen, wenn wir krank sind: Wir sollten eine Krankheit nicht verdrängen, sondern können versuchen, unsere Schmerzen anzunehmen und einfach bei ihnen zu verweilen. So verhindern wir, dass neue und schlimmere Vorstellungen Besitz von uns ergreifen.

Die progressive Muskelentspannung, die ich Ihnen hier vorstelle, kann dabei helfen loszulassen, oder ganz banal: wenn man zu angespannt ist, Schlaf zu finden.

Übung: Progressive Muskelentspannung

- Legen Sie sich entspannt auf den Rücken. Oder machen Sie die Übung im Bett, abends vor dem Einschlafen. Auf jeden Fall sollten Sie natürlich für eine Weile ungestört sein.

- Beobachten Sie, wie der Atem mehr und mehr zur Ruhe kommt.

- Sie spannen jeweils die genannte Muskelgruppe kurz an und entspannen dann wieder. Dann gehen Sie zur nächsten Gruppe weiter und verfahren ebenso.

- Beginnen Sie mit den Füßen und Zehen: Während Sie innerlich bis 7 zählen, spannen Sie die Muskulatur an, halten kurz und intensiv und entspannen dann wieder. Sie können zum Beispiel mit den Zehen nach einem imaginären Gegenstand greifen.

- Es folgen die Wadenmuskeln, dann die Oberschenkelmuskeln, schließlich das Gesäß. Dann der Bauch. Sie zählen in der Anspannungsphase immer bis 7.

- Verfahren Sie mit Händen und Armen genauso wie mit den Beinen: Sie spannen die Hände und Finger an, als wollten Sie etwas umfassen. Für die Unterarme machen Sie eine Faust. Dann folgen die Oberarme.

- Als Nächstes heben Sie die Schultern ein wenig an und lassen sie nach der Anspannungsphase wieder sinken, als würde eine Riesenlast von Ihnen abfallen.

- Spannen Sie alle Muskeln im Gesicht an: Stirn, Augenbrauen, Augen, Wangen, Lippen, Kiefermuskeln. Zählen Sie auch hier bis 7 und lassen Sie alles wieder los.

- Nun spannen Sie sämtliche Muskeln im Körper gleichzeitig an, zählen bis 7, spüren die intensive Spannung und lassen sie wieder los. Wiederholen Sie das dreimal.

- Stellen Sie sich abschließend vor, Sie würden mit jeder Ausatmung noch ein wenig tiefer in die Unterlage sinken. Entspannen Sie dabei Ihren Körper mehr und mehr.

»WIR MÜSSEN DIE VERGÄNGLICHKEIT IN UNSER HERZ LASSEN, UM DIE WERTVOLLE ZEIT, DIE WIR NOCH HABEN, IN ERFÜLLUNG ZU LEBEN.«

Der Angst vor dem Tod mit Yoga begegnen

Der Tod erinnert uns daran, dass jeder Tag unendlich wertvoll ist. Doch wie ich schon erwähnt habe: Vor allem wenn wir uns Sorgen machen und Angst haben, befinden wir uns in der vorgestellten Zukunft und kaum in der Gegenwart. Wir vergessen, dass die Zukunft von der Gegenwart abhängt. Kontrollieren können wir weder Gegenwart, Vergangenheit noch Zukunft. Doch die Gegenwart können wir mitgestalten. Zu sehen, was wir *jetzt* machen können, ist bereits der erste Schritt, für eine hellere Zukunft zu sorgen.

Wir wissen das instinktiv, und trotzdem leben wir, vor allem wenn wir krank sind oder von Todesängsten heimgesucht werden, meist in der Vergangenheit oder in der Zukunft. In Gedanken versuchen wir, die Fehler vergangener Tage zu korrigieren und uns eine schönere Zukunft auszumalen, doch die bessere Zukunft stellt sich leider nicht ein, nur weil wir gedanklich die Vergangenheit ändern.

Sich mit der Gegenwart zu befreunden und sich hinzugeben, auch wenn es in ihr Schmerz, Krankheit und Todesangst gibt – darum geht es im Wesentlichen.

»Zur Ruhe bringen«, so wie Buddha sagte, bedeutet nicht, dass wir die Angst vor dem Tod auflösen sollten. Ich jedenfalls glaube nicht, dass wir diese Angst wirklich besiegen können. Sie wird immer ein Teil von uns sein. Ich bin allerdings überzeugt davon, dass wir uns mit dieser Angst versöhnen können. Wenn es uns gelingt, in Demut anzunehmen, was kommt, können wir das Leben umso mehr auskosten und genießen.

Ich habe lange gebraucht, um das *Jetzt* überhaupt zu verstehen. Eine große Hilfe dabei, im Jetzt anzukommen, waren die vielen Asanas im Yoga: Es ist unmöglich, eine Yogastellung zu üben, sich dabei auf den Atem zu konzentrieren und zusätzlich noch an etwas anderes zu denken. Selbst die einfachsten Stellungen verlangen Konzentration. Und die führt dazu, dass wir mehr und mehr einen Sinn für die Kraft der Gegenwart bekommen, die wir bestenfalls mit in unseren Alltag nehmen.

Übung: Ein Nachruf in Würdigung Ihres bisherigen Lebens

- Ziehen Sie sich für eine Weile zurück, sodass Ihre Gedanken zur Ruhe kommen können. Legen Sie ein schönes Blatt Papier bereit.
- Stellen Sie sich vor, Sie hätten nur noch einen Monat Lebenszeit und würden auf Ihr bisheriges Leben zurückblicken.
- Schreiben Sie einen »Nachruf auf mein Leben« in Form eines Briefes in Dankbarkeit an sich selbst. Stellen Sie sich dabei die folgenden Fragen:
- Was haben sie gelernt?
- Welche Lebensgeschenke haben sie bekommen?
- An welchen Herausforderungen sind Sie gewachsen?
- Welche Kompetenzen haben Sie entwickelt?
- Wie sehr haben Sie geliebt?
- Was sind Sie sich und anderen schuldig geblieben?
- Was würden Sie ändern, wenn Sie noch mal neu beginnen könnten?
- Nehmen Sie sich nach Beendigung Ihres Briefes einige Augenblicke Zeit, um wahrzunehmen, wie Sie sich fühlen. Was hat die Übung in Ihnen berührt?
- Was können diese Erkenntnisse für Ihr Leben bedeuten?

Es ist nie zu spät, sich auf die Yogareise zu sich selbst zu begeben

INTERVIEW MIT DEM SCHMERZMEDIZINER DR. MED. JAN-PETER JANSEN

Kommen Sie als Schmerztherapeut mit dem Thema Sterben in Berührung, und wenn ja, inwiefern?

Unsere Schmerzpatienten begleiten wir oft auch bis zu den letzten Stunden. Häufig sind dann Absprachen mit den Patienten nötig: Sie wünschen meist, bis zum Schluss wach und nicht benommen zu sein. Sie möchten ihr Schicksal in die eigenen Hände nehmen. In der Regel sind dann auch Gespräche mit den Angehörigen nötig.

Die psychische Betreuung, das Anwesendsein, ermöglicht den Betroffenen eine Gelassenheit, die sie erhalten, wenn die Angst vergeht. Viele haben Angst vor dem Sterben, weil sie denken, sie müssten qualvoll ersticken. Aber da war die Natur gnädig zu uns: Das letzte Einschlafen ist sicherlich sehr schön.

Erkranken Menschen, die von der Angst vor dem Sterben geplagt werden, häufiger?

Auf alle Fälle hängen Psyche und Körper eng miteinander zusammen. Das weiß jeder: Wenn man traurig ist, tut alles auch mehr weh und umgekehrt. Wer immer Angst hat, stirbt sicherlich auch früher. Die Angst – und damit die Psyche insgesamt – schwächt das Immunsystem. Dann wird ein kleiner Infekt plötzlich sehr gefährlich.

Daher ist es für Menschen, die erfahren haben, dass sie bald sterben werden, sehr wichtig, alle Dinge, die ihnen etwas bedeuten, zu regeln. So vermeiden wir noch mehr Verängstigungen, und dass das Sterben zu einem qualvollen Vorgang wird.

Können körperliche Schmerzen die Folge von Angstzuständen sein?

Wir proklamieren ja in der modernen Zeit eine Einheit von Körper und Geist. Das bedeutet, dass alles auch aufeinander wirken kann. So gibt es beispielsweise aktuell eine interessante Studie: Wenn man bei Depressiven die Stirnfalte durch Botox unmöglich macht, wirkt diese Behandlung besser als eine Behandlung mit Antidepressiva. Das zeigt: Der Körper wirkt auch auf den Geist zurück. Und umgekehrt: Wenn ich Angst habe, ist die Muskulatur stets angespannt, der Körper bereitet sich vor: Kampf oder Flucht. Wenn das zu lange dauert, können die Faszien mit Schmerzsignalen reagieren.

Dass viele unserer modernen Erkrankungen ihre Wurzel in Stress und Angst haben, bedeutet das im Umkehrschluss: Wer sich von Angst und Stress befreit, der gesundet?

Ja, ein gesunder Lebensrhythmus ist die Grundlage für einen gesunden Körper.

Das ist sicherlich kein Allheilmittel, aber jeder kennt das von sich selbst: Wenn ich unglücklich bin, zu viel Stress und Angst habe, dann geht das nicht lange gut. Der Körper zeigt uns die Quittung. Wir schlafen schlecht, wir fühlen uns nicht wohl und haben keine Energie mehr. Das ist der Moment, umzudenken und etwas anders zu machen.

Welche Rolle spielt Yoga in der Schmerztherapie?

Wer kennt das nicht: Wenn wir viel zu tun haben, dient der Körper nur dazu, den Kopf zu tragen und die Arme dahin zu bringen, wo wir etwas mit den Händen machen können. Im Alltag vergessen wir, dass wir einen Körper haben. Wir fühlen auch unsere Seele nicht. Yoga soll nun beides erlebbar machen und wieder zusammenführen.

Wer das erlernt, kann auch viel früher auf die Signale, die Körper und Geist uns senden, reagieren, wenn etwas aus dem Gleichgewicht kommt. Daran muss man nicht glauben, man kann sich selbst überzeugen, dass es diese Signale gibt: Man muss sich nur auf sich selbst einlassen und in sich hineinhorchen. Dann kann man mit bestimmten Übungen auch »die Seele streicheln« und mit der Seele dem Körper Wohlbefinden verschaffen.

Kann man auch Yoga machen, wenn man bereits an chronischen Schmerzen leidet?

Unbedingt! Wir haben viele Betroffene, die erst mit Yoga einen Weg zu sich selbst finden. Es ist nie zu spät, damit anzufangen, auf die Reise zu sich selbst zu gehen. Es ist eine große Bereicherung, und man kann damit auch seine Schmerzen lindern. Viele finden einen neuen Weg heraus aus dem Stress in eine Welt der Ausgeglichenheit. Andere können das leider nicht, sie müssen bei ihrer Arbeit bleiben. Sie können sich aber die Kräfte anders einteilen oder nach der Arbeit eine tiefere Entspannung und Zufriedenheit erringen, als sie es je zuvor hatten.

Warum kann Yoga dabei helfen, Ängste und Blockaden zu lösen?

Wer sich in seinem Körper wohlfühlt, hat auch ein größeres Vertrauen. Die Ruhe und Besonnenheit, die man im Yoga finden kann, führen zur Kräftigung der Seele in dem Sinne, dass Angst und Unsicherheiten nicht mehr das Verhalten dominieren. Diesen Weg kann nicht jeder finden, aber jeder kann es versuchen.

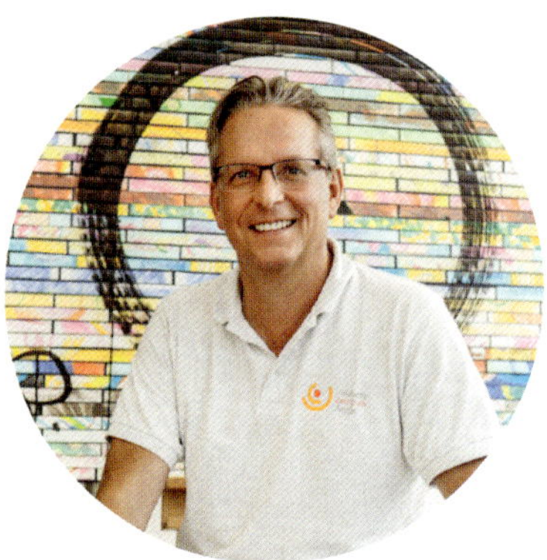

Dr. med. Jan-Peter Jansen ist Facharzt für Anästhesie und speziell Schmerztherapie, zudem ist er der ärztliche Direktor und Chefarzt des Schmerzzentrums Berlin, das er entwickelt und gegründet hat. Dort werden Menschen mit chronischen Schmerzen von mehr als 20 Ärztinnen und Ärzten behandelt. Bis 2018 war er als Vertreter der Schmerzmedizin im Präsidium des Berufsverbands beratend tätig. Er forscht auch an neuen digitalen Möglichkeiten, etwa einer App, um den Kontakt zu den Patientinnen und Patienten zu halten.
www.schmerzmedizin.berlin

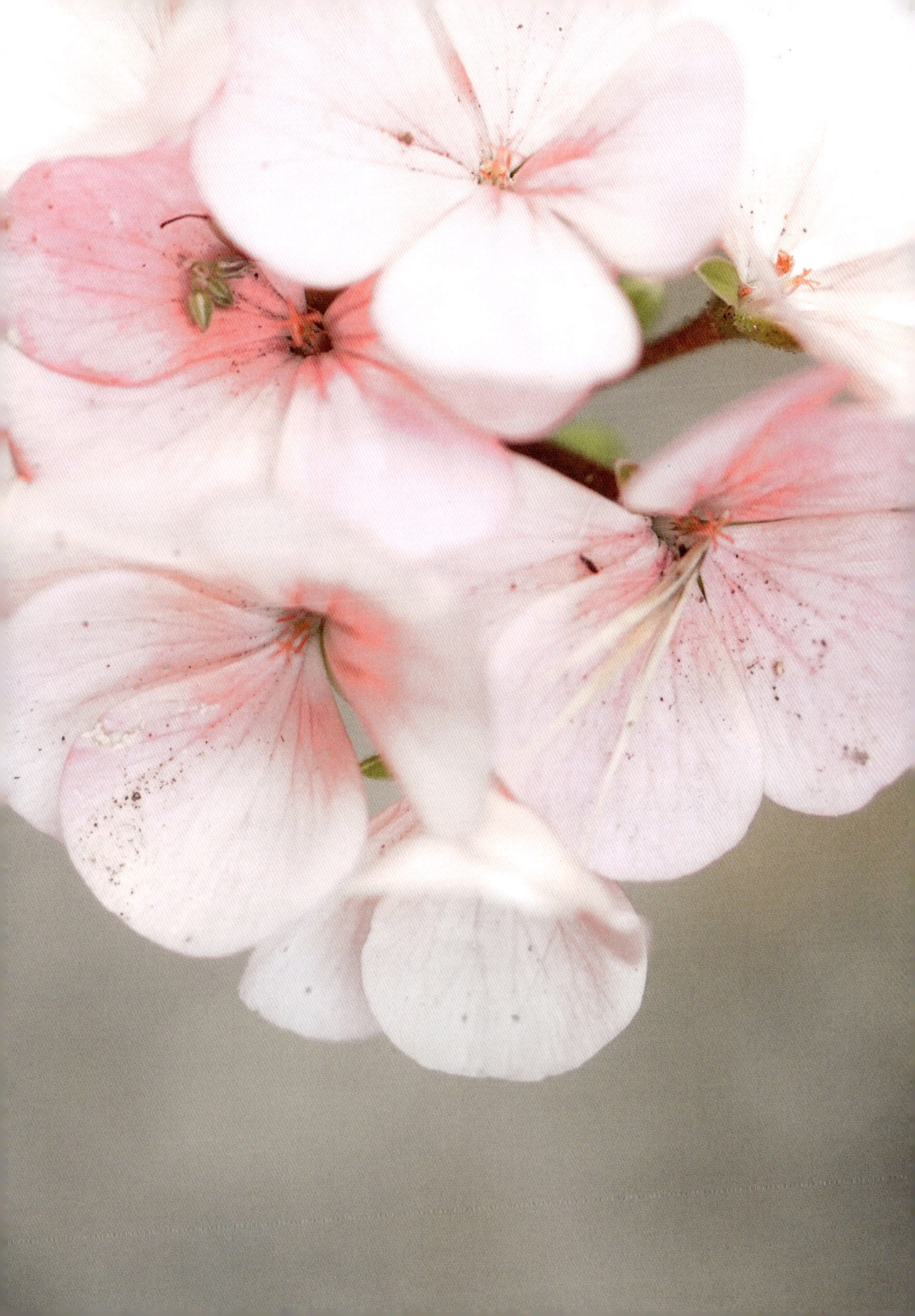

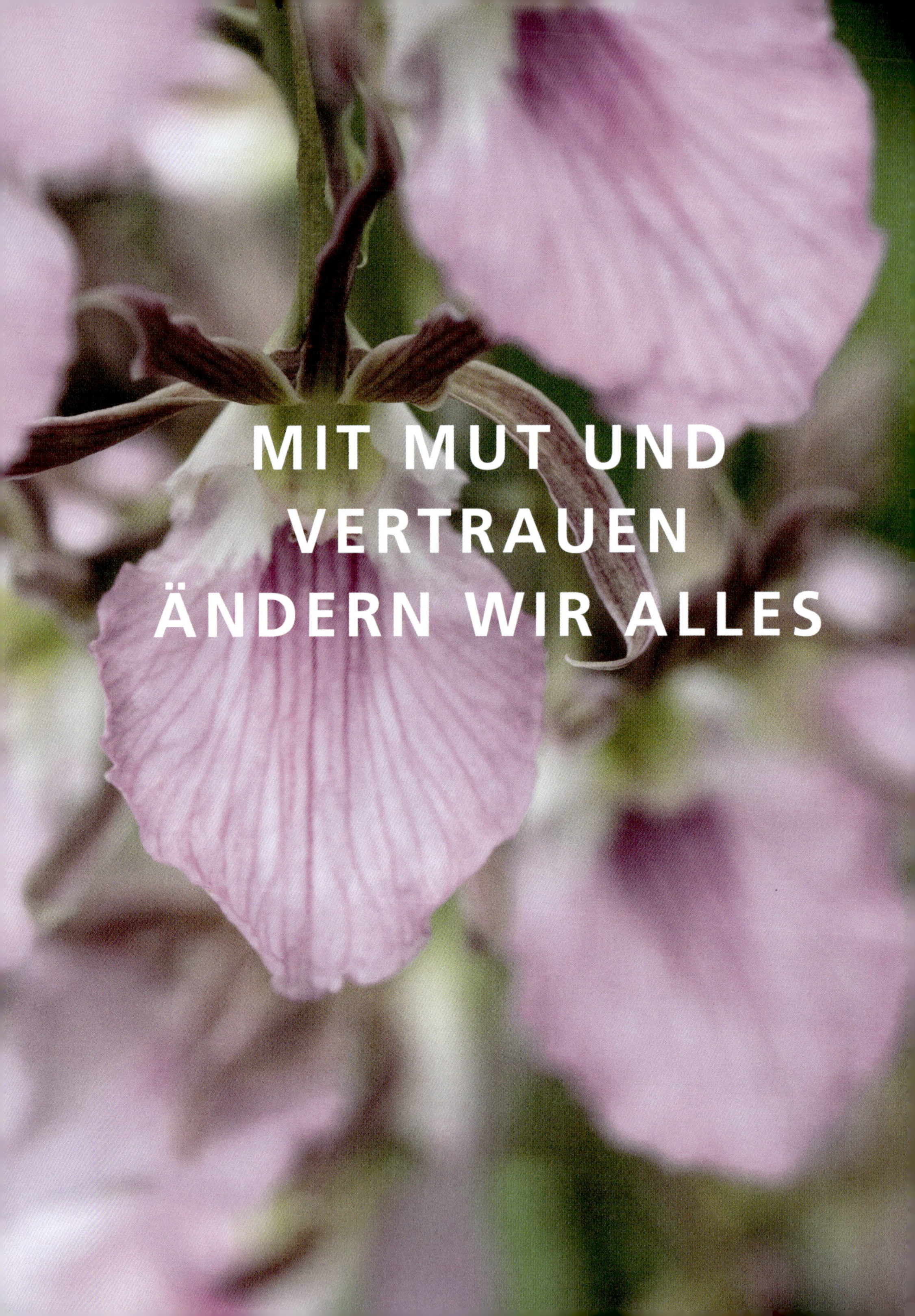
MIT MUT UND
VERTRAUEN
ÄNDERN WIR ALLES

— Wir haben beleuchtet, was medizinische Forschung und Psychologie zur Angst sagen. Wir haben erfahren, was die Philosophie des Yoga uns mit auf den Weg gibt, wenn wir frei von Ängsten leben wollen. Wir haben zumindest eine Idee bekommen, wie wir zufriedener und glücklicher werden können. Ich sage bewusst: werden. Nehmen Sie sich Zeit, das umzusetzen, was Sie lesen.

Wir sind fast am Ende dieses Buches angekommen und vielleicht, liebe Leserin und lieber Leser, haben wir uns viel erarbeitet. Auf einige Dinge will ich gerne noch genauer einen Blick werfen.

Viele kleine mutige Schritte zum Glück

Was ist die Grundvoraussetzung, um auf die Reise zu sich selbst zu gehen? Was brauchen wir, um anzufangen, unsere Ängste Stück für Stück loszulassen?

Mut! Ja, den brauchen wir wirklich. Mut zur Veränderung. Unser Mut wird von unseren Zweifeln ausgebremst, deswegen müssen wir anders mit Zweifeln umzugehen lernen. Die Stimme des Zweifels klingt immer versöhnlich. Sie verkauft uns die Dinge so, als hätten wir überhaupt keine Wahl. Und sie kaschiert, dass große Angst im Spiel ist: Angst vor der Herausforderung, Angst vor der Veränderung. Aber: **Angst bleibt Angst, auch wenn wir sie mit rationalen Argumenten unterfüttern.**

Was hindert uns noch, auf die Reise zu uns selbst gehen? Vielleicht blockieren uns jene Mitmenschen, die sich an unser ängstliches Ich gewöhnt haben und die sich mit unserem neuen, mutigeren Selbst nicht sofort anfreunden können.

Unsere Beziehungen werden sich ändern, wenn wir uns angewöhnen, mutiger und selbstbestimmter zu agieren. Vielleicht werden wir Menschen aus unserem Umfeld loslassen. Doch die Menschen, die sich mit Ihnen freuen können, dass Sie einen mutigeren Weg eingeschlagen haben, werden sich als verlässliche Wegbegleiter erweisen.

Wir sollten uns nicht von den Menschen, auch nicht von Verwandten, die mit unserem konsequenteren Selbst nicht zurechtkommen, entmutigen lassen. Wir dürfen es uns erlauben, weniger angstgesteuert zu leben und das Ruder in unserem Leben selbst in die Hand zu nehmen.

Wir werden viele Gründe hören, warum es nicht gut sein soll, Vertrautes in der Komfortzone aufzugeben. Auch unser eigenes Gehirn wird uns ermuntern zu zweifeln. Erst wenn wir oft genug selbstbestimmt agieren, wird unser emotionales Erfahrungsgedächtnis seine Routinen ändern und mutigen Handlungen mehr vertrauen.

Unser Weg darf auch ein Weg der Rückschläge und Rückzieher sein. Doch finden wir den Mut, immer wieder aufzustehen! Es lohnt sich, seine Komfortzonen zu erweitern. Schon eine kleine Veränderung kann sich wie ein ganz neues Leben anfühlen.

Niemand kann uns sagen, wie weit unsere Veränderung gehen soll. Wir werden es herausfinden, je achtsamer wir mit uns und unserem Körper umgehen. Der Mut zur Veränderung ist für uns die Basis, in so vielen Schritten, wie wir benötigen, zum Ziel zu kommen: zur Losgelöstheit, zur Zufriedenheit, zum Glück. Wenn wir uns für den Mut entscheiden, die Dinge, die wir nicht mehr wollen, loszulassen, entscheiden wir uns für unser Glück.

Es klingt immer so unglaubwürdig, wenn man hört: »Glück ist eine Entscheidung.« Doch da ist etwas Wahres dran. Eigentlich müsste es, um genau zu sein, heißen: Glück besteht aus vielen kleinen und auch großen mutigen Entscheidungen. Glück ist, wenn wir unser Leben leben, wie es uns gefällt, und wenn wir uns dabei nicht von unserer Angst beirren lassen.

Ich glaube, dass wir unseren Verstand trainieren können, dass wir unser Gehirn dahingehend umprogrammieren können, mutige Alternativen zu unseren Angstgewohnheiten positiv zu bewerten. Das ist aber ein Prozess. Nichts hilft uns bei diesem Prozess so gut wie Achtsamkeit.

Die Angstroutinen langsam ändern

Das Perfide an der Angst ist also, dass sie sich oft gar nicht als Angst zu erkennen gibt. Oft versteckt sie sich in unseren Gewohnheiten und in unseren Vorstellungen von Normalität. Besonders aufopferungsvolle Menschen zum Beispiel merken oft nicht, dass sie von ihrer Angst gelenkt werden, indem Sie ständig versuchen, andere Menschen glücklich zu machen. Dabei dienen sie immer nur den anderen und selten sich selbst.

Gewohnheiten sind gefährlich, wenn sich in ihnen die Angst einnistet. Sie verbieten oft die Veränderungen, die wir in unserem Leben brauchen. Jemand, der immer hilfsbereit ist, muss achtsam gegenüber seinen Gewohnheiten werden. Als Kind in der Schulzeit ist sicher jeder von uns durch solche Phasen gegangen – man hat sich förmlich aufgegeben, um bei den »Coolen« dabei sein zu können. Irgendwann erkennt man, dass man aus Angst vor Zurückweisung die Bedürfnisse der anderen befriedigt – und die eigenen vernachlässigt – hat.

Vertrauen üben

Nicht allein der Mut ist unser Verbündeter gegen die Angst, sondern auch das Vertrauen. Wichtig ist, dass wir Vertrauen in uns spüren und uns dem großen Ganzen, was auch immer wir uns darunter vorstellen, hingeben können.

Es gab wahrlich Zeiten in meinem Leben, in denen ich weder ein noch aus wusste. Ich konnte mich weder drehen noch wenden, mein Schmerz

»GLÜCK BESTEHT AUS VIELEN KLEINEN UND GROSSEN MUTIGEN ENTSCHEIDUNGEN UND DARIN, SICH NICHT VON DER ANGST AUSBREMSEN ZU LASSEN.«

und meine Angst saßen auf meiner Brust und machten mir sogar das Atmen schwer. Mein schlechtes Gefühl im Bauch war einfach nur haltlos. Mir war, als würde eine Klammer auf meine Organe drücken.

Wir alle kennen diese Gefühle: Man trägt eine riesengroße Sorge, ohne zu wissen, worum es eigentlich wirklich geht. Meine Lehrer haben mir geraten, genau dann in die Demut zu gehen und das Problem an das große Ganze abzugeben.

Wir können jederzeit das Leben, das Universum oder auch Gott um Führung bitten. Die Reaktion kommt immer, wenn wir uns dem »Überlassen« wirklich hingeben – wir müssen nur Geduld haben und aufmerksam sein.

Vielleicht kommt die Antwort nicht sofort, und das Zeichen erscheint ein wenig oder viel später ganz unerwartet. In einer Form, die uns überrascht. Doch sicher ist: **Das Leben wird uns eine Antwort geben.** Wir können und dürfen zu jeder Zeit darauf vertrauen, dass sich eine Lösung finden wird.

Vertrauen zu haben ist am schwierigsten, wenn wir total verzweifelt sind und unser Verstand überhaupt keinen Weg zur Lösung des Problems sieht. In solchen Momenten ist es wichtig, darauf zu vertrauen, dass es sich definitiv lösen wird.

Vertrauen ist eine aktive Entscheidung, es beendet die Ohnmacht. In verzweifelten Situationen sind wir nicht zur Tatenlosigkeit verdammt. Wir unterschätzen nur meist unsere Möglichkeiten, uns von der größeren Energie führen zu lassen.

Wenn wir uns in Mut und in Vertrauen üben, wird das über kurz oder lang nicht nur unsere Haltung, sondern auch unsere Taten und Reaktionen beeinflussen, sobald wir die Chance haben, etwas Entscheidendes zu tun. Das ist natürlich anfangs nicht so einfach, doch wenn wir uns aktiv für das Glück entscheiden, öffnen wir uns für diese unendliche Macht.

Urvertrauen mit Methode

Ich möchte mit Ihnen gern eine Methode teilen, die ich seit Jahren praktiziere und mit deren Hilfe ich mein Vertrauen zur universellen Energie zurückgewonnen habe. Bei dem einen wirkt sie schnell, bei dem anderen eher in kleineren Schritten, doch inzwischen weiß ich, dass ein großer Energie-Shift stattfindet, sobald man sich darauf einlässt. Ursprünglich wurde sie nicht dafür entwickelt, das Urvertrauen wiederzufinden, sondern aus einem ganz anderen Grund, nämlich ganz simpel … halten Sie sich fest: um Ziele zu erreichen!

2003 bin ich auf eine Studie aufmerksam geworden, deren Ergebnis lautete: Wer seine Ziele aufschreibt, erreicht diese am ehesten. Dieser Gedanke hat mich sehr fasziniert, und ich habe angefangen, ein für mich passendes System des Aufschreibens meiner Lebensziele zu entwickeln.

Dann fand ich eine Studie, die diese Ergebnisse bestätigte und zugleich sagte, wie man noch mehr erreichen kann. Ich möchte die Ergebnisse hier kurz wiedergeben. Die Psychologie-Professorin Gail Mathews von der Dominican University in Kalifornien unterteilte die Teilnehmer ihrer Studie in drei Gruppen.[44] Die Teilnehmer einer Gruppe sollten über ihre Ziele, die sie in den nächsten vier Wochen erreichen wollten, nur nachdenken und sie nicht aufschreiben. In einer anderen Gruppe sollte man seine Ziele aufschreiben. Und in einer ganz anderen Gruppe musste man die Ziele nicht nur aufschreiben, sondern sie seinen Freunden mitteilen und die Freunde über Erfolg und Misserfolg auf dem Laufenden halten. Nur 43 Prozent derjenigen, die über ihre Ziele lediglich nachdenken sollten, erreichten sie. 60 Prozent der »Schreiber« erreichten ihr Ziel. Und ganze 76 Prozent der dritten Gruppe erreichten ihr Ziel, wenn sie es aufschrieben, einem Freund mitteilten und ihn über die Fortschritte informierten.

Menschen, die ihre Ziele aufschreiben und mit anderen über ihre Ziele, Erfolge und Misserfolge sprechen, sind erfolgreicher und glücklicher als die, die es nicht tun. Die Auseinandersetzung mit den eigenen Wünschen und Vorstellungen und das schriftliche Festhalten wirken wie ein Mantra. Man verinnerlicht die Worte, sie dringen bis tief ins Unterbewusstsein. Und arbeiten dort für uns, auch wenn wir das vordergründig zunächst gar nicht wahrnehmen.

Was hat das alles mit Vertrauen zu tun? Ich bin fest davon überzeugt, dass die bewusste Beschäftigung mit den eigenen Zielen dazu führt, dass wir unser Urvertrauen stärken. Wer sich Ziele setzt und diese aufschreibt und sie so gleichzeitig abgibt und manifestiert, wird lernen, sehr liebevoll und fokussiert mit sich selbst umzugehen.

Machen Sie sich also Gedanken, was Sie erreichen möchten – beruflich, persönlich und emotional. Schreiben Sie es auf und sprechen Sie mit Ihren Freunden darüber.

Natürlich hat jeder Mensch ganz unterschiedliche Prioritäten. Sie werden sehen, dass es mit der Zeit immer einfacher wird und Sie immer schneller darin werden, Ihre Ziele genau zu definieren und sie aufzuschreiben. Mein Selbstvertrauen und mein Vertrauen in das große Ganze – wie auch mein Leben – haben sich mit dieser Methode Schritt für Schritt verbessert. Ich habe die Methode mit der Zeit individuell an mich angepasst. Das Ergebnis möchte ich mit Ihnen hier teilen.

Übung: Ziele und Wünsche dem Universum anvertrauen

- Schreiben Sie vier kurzfristige Ziele und vier langfristige Ziele auf ein Blatt Papier. Kurzfristige Ziele können sein, endlich die Wohnung auszumisten, einen Sprachkurs zu machen oder endlich mal Yoga auszuprobieren, oder eben etwas ganz anderes, etwas, das Sie vor sich herschieben und das permanent als schlechtes Gewissen zurück an die Oberfläche findet.

- Langfristige Ziele können sein, eine neue Liebe zu finden, geduldiger zu werden oder in einem besseren Job Fuß zu fassen.

- Falten Sie dieses Papier in einer kleinen persönlichen Zeremonie: Wenn Sie mögen, zünden Sie eine Kerze an oder sprechen Sie ein kleines Gebet, hören Sie dabei Ihr Lieblingslied oder atmen Sie einfach nur tief ein und aus. Legen Sie Ihren »Ziele-Zettel« dann an einen geschützten Ort.

- Tragen Sie in Ihrem Kalender einen Termin am Ende der nächsten drei Monate ein: An diesem Tag (und keinen Tag vorher) dürfen Sie sich Ihrem Schriftstück wieder zuwenden.

- In den nächsten drei Monaten geschieht etwas Wundervolles: Sie geben die Kontrolle ab, lassen energetisch los und schaffen Raum für alles, was da kommen mag. In dem Moment, in dem Sie Ihre Ziele aufschreiben und weglegen, hören Sie nicht auf, diese Ziele zu verfolgen, doch Sie vertrauen diese Ziele einer höheren Energie an. Das klingt jetzt alles ein wenig esoterisch, ist aber egal, weil es funktioniert. Das Universum arbeitet für Sie. Woran auch immer Sie glauben, Ihre Wünsche und Ziele sind in guten Händen und werden nicht vergessen. Sie werden die Kraft finden, sich Ihre Wünsche zu erfüllen und für Ihre Ziele einzutreten. Ihr Leben wird sich zum Besseren ändern.

- Am Ende der drei Monate holen Sie den Zettel hervor. Streichen Sie, was Sie erreicht haben. Korrigieren Sie, wenn nötig, Ihre Formulierungen, sodass die Ziele noch genauer definiert sind und noch besser passen.

- Wiederholen Sie dieses Ritual alle drei Monate. Es dürfen neue kurzfristige und langfristige Ziele hinzukommen. Auch ist es total in Ordnung, wenn ein oder zwei große Ziele über eine längere Zeit dort stehen bleiben und immer wieder neu abgegeben werden.

»WIR KÖNNEN UNSERE
LEBENSNARBEN ALS
ETWAS ANNEHMEN,
DAS UNS STÄRKER UND
SCHÖNER MACHT.«

SELBSTLIEBE STATT ANGST

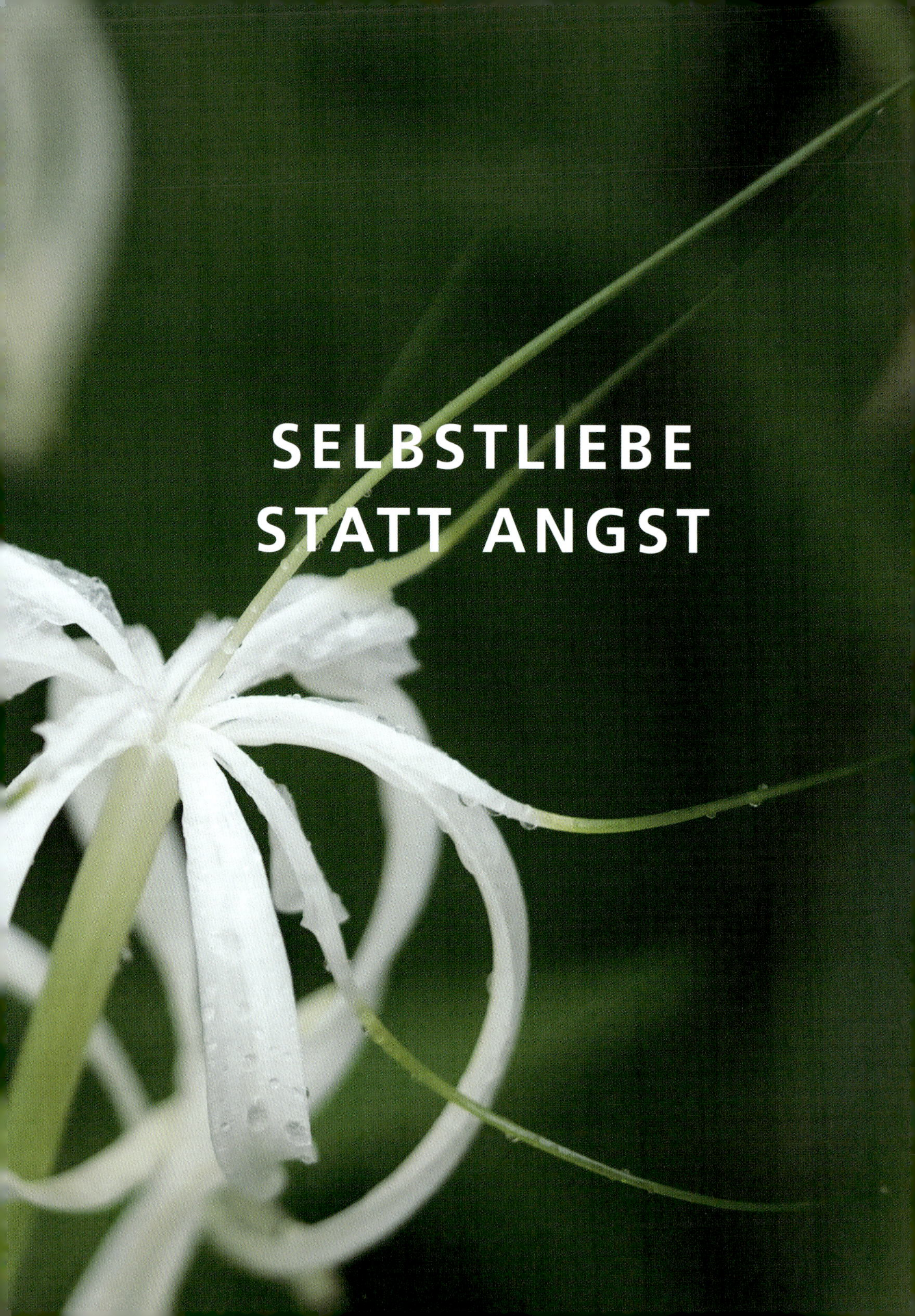

Selbstliebe, unsere Fähigkeit, auf uns selbst zu achten und uns selbst zur Priorität zu machen, wird in Deutschland häufig mit Egoismus – im schlimmsten Fall sogar mit Narzissmus[45] – verwechselt. Dabei weiß die Psychologie um die Wichtigkeit dieses Konzepts: Oft wird das Wort Selbstliebe durch den Begriff Selbstmitgefühl ersetzt, um eine negative Interpretation zu vermeiden. Mir ist alles recht: Selbstliebe, Selbstmitgefühl oder auch Selbstfürsorge.

Wer Mitgefühl mit sich selbst hat, schützt sich besser vor Stress und nimmt seine Angstsymptome eher wahr. Wer diese Art der Selbstfürsorge lebt, ist besser vor Enttäuschungen geschützt und ruht stabiler in sich, weil er seinen Selbstwert nicht von äußeren Umständen oder anderen Menschen abhängig macht. Sie wissen es längst: Wer zur Selbstliebe fähig ist, kann sich meistens so annehmen, wie er ist. Und wer das kann, hat weniger Angst. Selbstliebe ist immer auch etwas Angewandtes. Wenn wir zum Sport oder zum Yogakurs, zum Chor, zum Angeln oder zum Handarbeitskurs gehen, also etwas für uns selbst tun, ist das ein Akt der Selbstliebe: Wir zeigen uns, dass wir es uns wert sind, uns etwas Gutes zu tun.

Ein tibetischer Mönch hat mir einmal vom Gleichnis des Wasserkruges erzählt. Auch wenn man diese Geschichte schon kennt – es ist lohnenswert, sich immer wieder daran zu erinnern. Der Mönch verglich die Liebe, die wir geben können, mit einem Wasserkrug. Ist der Krug leer, kann er kein Wasser mehr spenden. Man muss den Krug immer wieder mit Selbstliebe auffüllen, um anderen etwas abgeben zu können. Je mehr man in den Krug füllt, desto mehr kann man anderen Liebe ausschenken. Im Idealfall wird der Lebenskrug ständig so nachgefüllt, dass er ganz von selbst überläuft. Das Geben ist dann mühelos, weil der Krug immer voll ist. Wir haben also nur Liebe zu geben, wenn wir uns selbst lieben, wenn wir selbst für uns und andere ein Quell der Liebe sind.

Selbstfürsorge ist nicht nur nötig, um Ängste loszulassen, sondern sie hilft uns, gute und gesunde Beziehungen zu anderen Menschen aufzubauen. Wer seinen Wert nicht kennt, hat nicht nur Angst, er hat auch häufiger Probleme mit anderen Menschen. Wer sich selbst liebt, kann andere Menschen lieben.

Wer gut für sich sorgt, ist in Gedanken und Taten gut zu sich selbst, verurteilt sich nicht so hart und lässt sich nicht von Selbstkritik überwältigen. Wer Selbstfürsorge praktiziert, sorgt für eine gute Work-Life-Balance, um bei Kräften zu bleiben. Wer Selbstmitgefühl hat, lässt sich nicht so leicht von anderen Menschen vereinnahmen, lässt sich weniger ausnutzen. Wer gelernt hat, sich selbst zu lieben, zeigt anderen Menschen Grenzen auf. Und er zeigt der Angst ihre Grenzen auf. Selbstliebe ist ein natürliches Gegengewicht zu allen Faktoren, die uns einladen, den Ängsten zu viel Raum zu geben.

Wenn Selbstliebe in Gedanken und Gefühlen ausgeübt wird, denken und fühlen wir so:

- Ich mag mich selbst, wie ich bin.
- Ich mache alles, so gut ich kann.
- Ich bin glücklich und möchte es auch sein.
- Ich tue mir so viel Gutes, wie ich kann.
- Ich leiste viel, aber immer wenn ich mich angestrengt habe, gönne ich mir auch Entspannung.

Selbstliebe ist nicht selbstverständlich! Viele Menschen kommen mit dem Leben nicht zurecht, weil sie unterschätzen, wie wichtig es ist, sich aktiv für die eigene Selbstfürsorge einzusetzen. Viele Menschen arbeiten, bis es nicht mehr geht, obwohl sie die Rücksichtnahme sich selbst gegenüber für selbstverständlich halten.

Selbstliebe ist lebenswichtig. Für Sie. Für mich. Für jeden von uns.

Wenn wir die Selbstliebe stärken, arbeiten wir nicht nur an uns, sondern an etwas Größerem, weil wir anderen Menschen viel mehr zu geben haben. Wenn uns Selbstliebe nur ein bisschen gelingt, ist das jedes Mal eine Offenbarung. Menschen, die sich selbst lieben, sind entspannter und gelöster, sie sind selbstsicherer und im Großen und Ganzen zufrieden, so wie sie sind. Sie geben nicht viel darauf, dass sie nicht von allen als liebenswert und nett eingestuft werden, und auch nichts darauf, dass sie angeblich für die Selbstliebe etwas leisten müssen.

Sie nehmen auch das Negative an, das in uns allen steckt: die Wut, die Eifersucht, die Scham – die Angst.

Fühlt sich nach einem geeigneten Ende für ein Buch an, nicht wahr? In der Tat, aber wie Sie schon wissen, bin ich jemand, der gern gerade dann anfängt, nochmals die Wunde zu reinigen, wenn die Vernunft gerade eine zartes Pflaster darüber geklebt hat. Ja, wir müssen tiefe Wunden immer wieder säubern, dann desinfizieren und pflegen, sonst entzünden sie sich wieder. Nur so können tiefe Wunden wirklich heilen. Schicht für Schicht und von innen nach außen.

Mich beschäftigt, wie wir dauerhaft angstfrei und selbstliebend, auf uns selbst gut achtend, leben können. Mich interessiert, wie die Narbe, die man nach der Heilung noch erkennen kann, weich bleibt.

Die Erkenntnis allein reicht nicht aus, um unseren Umgang mit uns selbst und mit unserer Angst zu ändern.

Was würden Sie also tun, wenn Sie keine Angst hätten?

Ein Blick in die Tiefe – die Blumen und ich

Schon immer hat mich die zerbrechliche Zartheit und die widerstandsfähige Kraft von Blumen fasziniert. Die wilden Sorten stehen meist immer wieder auf, egal wie hart das Gewitter oder der Winter war.

Eine meiner frühesten Kindheitserinnerungen ist der Wunsch, in einer Blume zu wohnen – und mich nachts, wenn sich die Blütenblätter schließen, mit all dem zuzudecken, was ich mit bloßem Auge erkannte. Immer noch kann ich mich im Anblick von Blumen komplett verlieren, und ich spüre eine tiefe Sehnsucht, mich in dieser Schönheit und Zartheit aufzulösen.

Als Kind habe ich mich auch immer gefragt, wie es wirklich ganz tief innen aussieht. Genau diese Sehnsucht nach der Essenz des Lebens hat mich getrieben, die Fotos für dieses Buch zu machen.

Auf diesen Seiten sehen Sie die wunderschönen Pflanzen, die dieses Buch schmücken, noch einmal aus einem anderen Blickwinkel. Denn auch hier stimmt es: Unser Eindruck kann sich völlig verändern, wenn wir eine andere Perspektive einnehmen.

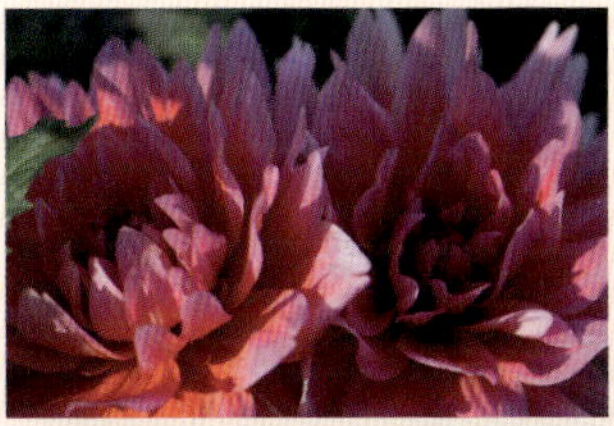

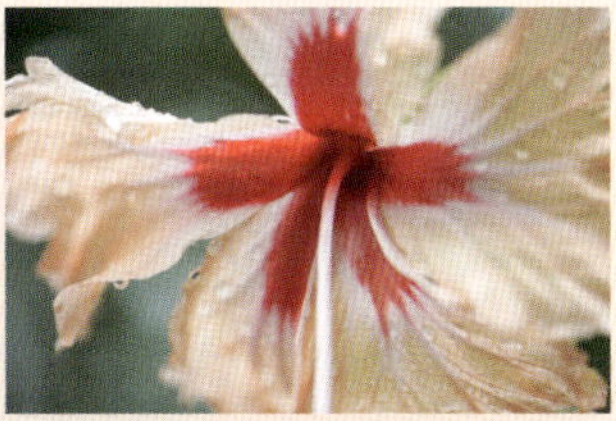

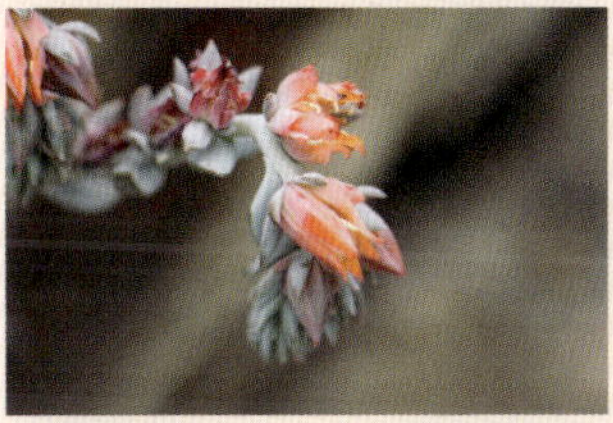

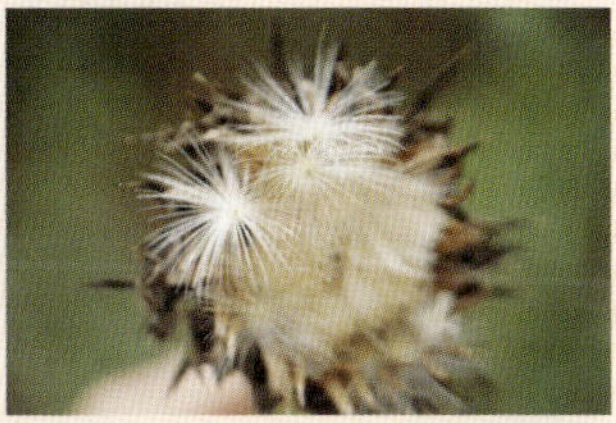

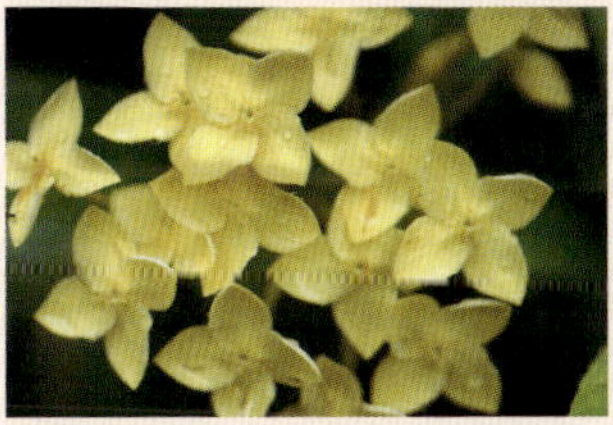

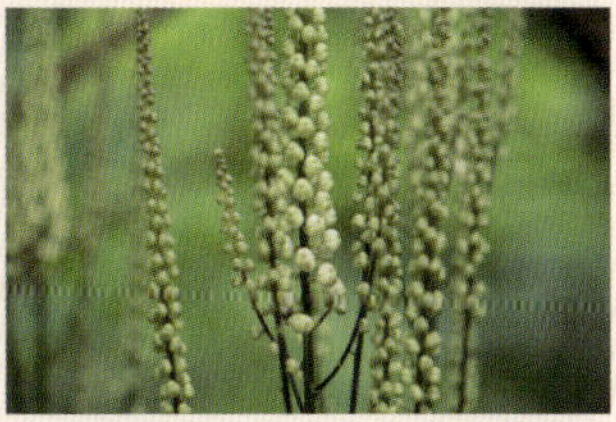

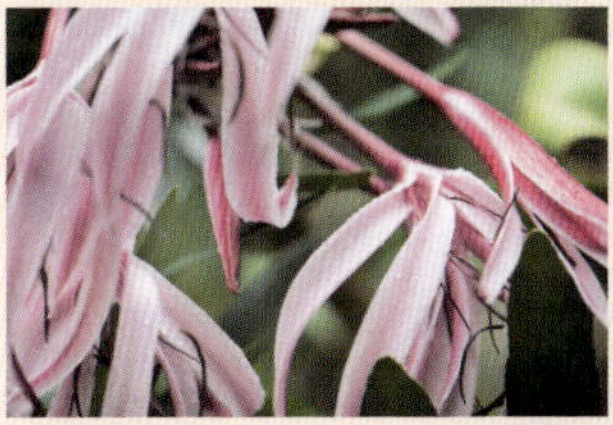

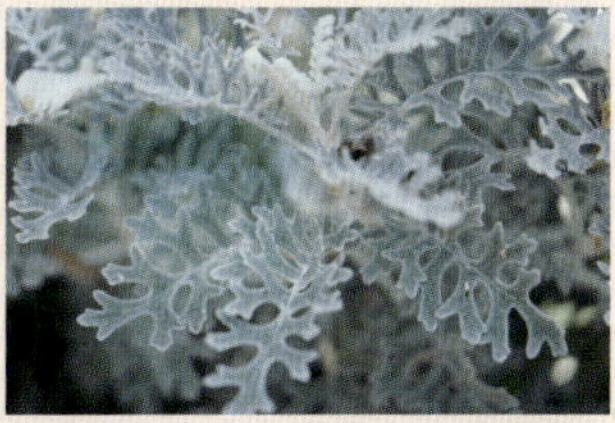

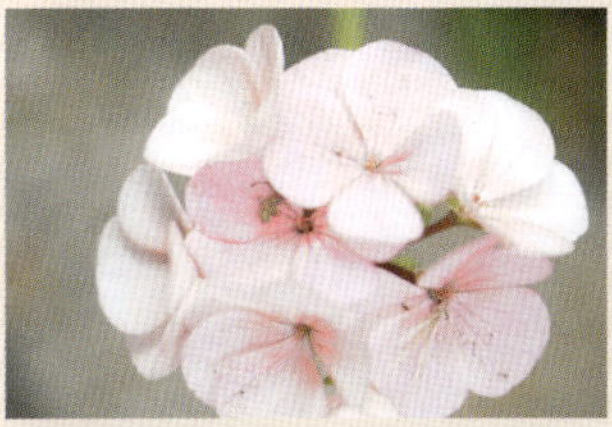

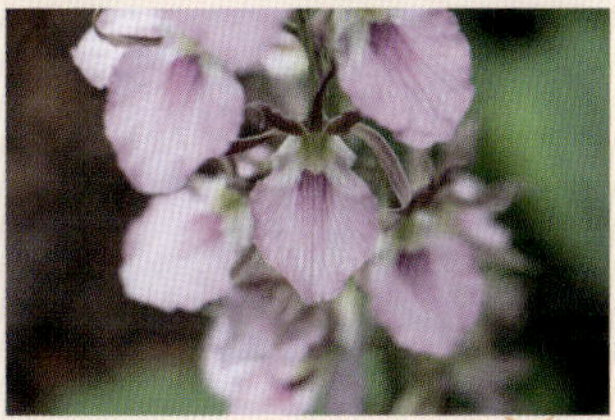

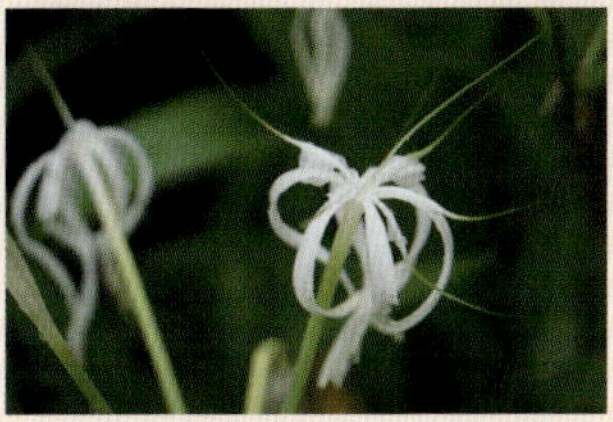

**»Und es kam der Tag,
da das Risiko,
in der Knospe zu verharren,
schmerzlicher wurde,
als das Risiko zu blühen.«**

Anaïs Nin

Voller Liebe bedanke ich mich bei meiner geliebten Familie, meinen Freundinnen und Freunden und überhaupt allen Menschen in meinem Leben.

Besonders danke ich auch meiner Lehrerin Brigitte Bilek, die mir beigebracht hat, wie man sein eigenes Licht auf die besonders dunklen Schatten lenken kann.

Om Shanti und Segen
Ursula

Anmerkungen

1 Marianne Williamson: *Rückkehr zur Liebe*, S. 261.
2 Ebd.
3 Anne Frobeen: Wie Gehirn und Hormone die Stressreaktion steuern, tk.de, veröffentlicht am 03.07.2018.
4 Online unter https://www.yoga-vidya.de/yoga-buch/sukadev/yoga-geschichten/die-schlange-und-das-seil/, abgerufen am 14.07.2019.
5 The European Dana Alliance for the Brain: Neurobiologische Grundlagen von Stress, ibio.ovgu.de, S. 4.
6 Angsterfahrungen verändern Gehirne von Soldaten, welt.de, veröffentlicht am 20.01.2011.
7 Monika Preuk: 13 Anzeichen, dass Sie eine Angststörung haben, focus.de, veröffentlicht am 19.12.2017.
8 Ebd. Weitere Details zu verklebten und verhärteten Faszien siehe Susanne Meier: Verklebte Faszien, zentrum-der-gesundheit.de, veröffentlicht am 05.06.2019.
9 Susanne Meier: Verklebte Faszien, veröffentlicht am 05.06.2019.
10 Ebd.
11 Maja Storch: *Das Geheimnis kluger Entscheidungen*, S. 21.
12 Ebd., S. 22.
13 Ebd. Im praktischen Teil ihres Buchs, ab Seite 63, geht Maja Storch genauer darauf ein, wie ein Mensch mit seinem emotionalen Erfahrungsgedächtnis ins Reine kommen kann. Ich bin sehr einverstanden damit. Meine Erklärungen und Lösungsvorschläge klingen natürlich anders, weil ich dem Pfad des Yoga folge.
14 Bruce Lipton: *Intelligente Zellen*, S. 13.
15 Vgl. hierzu Levine: *Trauma und Gedächtnis.*
16 Kurt-Martin Mayer: Angst wird vererbt, focus.de, veröffentlicht am 16.12.2017.
17 Ebd.
18 Susanne Schäfer: Achtsam ist heilsam, zeit.de, veröffentlicht am 06.06.2011.
19 Atmung: Was passiert beim Atmen?, lungeninformationsdienst.de, veröffentlicht/aktualisiert am 18.07.2018.
20 So gesehen hilft uns die Atmung, unser Bewusstsein in einen unverkorksten Zustand zu bringen, in dem das emotionale Erfahrungsgedächtnis (nach Maja Storch) mit dem bewussten Gehirnbereich (im Cortex) ausgesöhnt wird. Vgl. Maja Storch: *Das Geheimnis kluger Entscheidungen*, S. 21.
21 Wie dein »Seelenmuskel« deine Ängste beeinflussen kann, wunderweib.de, veröffentlicht am 09.06.2019.

22 Ebd.
23 Ebd.
24 Wer seinen »Seelenmuskel« trainiert, wird mutiger, brigitte.de, kein Veröffentlichungsdatum angegeben.
25 Joachim Koch: Die positive Kraft des Yoga, aerzteblatt.de, veröffentlicht im Januar 2014.
26 Online unter https://www.amyweintraub.com/about-amy/, Originalwortlaut: »When I started practicing yoga daily, with supervision, I was able to titrate off medication and find joy in the world once again.« (Übersetzung von Dr. Peter Schäfer)
27 Stephan Hoyndorf: Yoga: Therapien profitieren von Yoga, aerzteblatt.de (Leserbrief), veröffentlich im Februar 2014.
28 Berufsverband der Yogalehrenden in Deutschland e. V.: Yoga in Zahlen, yoga.de, S. 6.
29 Ebd., S. 7.
30 Jean Paul Sartre: Über Geschlossene Gesellschaft, S. 61. Das Zitat findet sich in Sartres Kommentar zu seinem eigenen Theaterstück »Geschlossene Gesellschaft«.
31 Heike Mayer, Achtsamkeitstrainerin, Psychotherapeutin (HPG) und Buchautorin aus München, im Gespräch mit der Autorin. Mehr von ihr unter www.achtsamkeitstraining-muenchen.de und z. B. Heike Mayer: *Achtsam leben: Das kleine 1x1 für ein Leben im Hier und Jetzt,* Scorpio Verlag 2019.
32 Daniel Hell: Lob der Scham, S. 7.
33 Ulrike Meyer-Timpe: Gebrauchsanweisung für ein Gefühl: Scham, zeit.de, veröffentlicht am 16.11.2019.
34 Daniel Hell: *Lob der Scham,* S. 7.
35 Vgl. Brené Browns Vortrag zur Scham online unter https://www.ted.com/talks/brene_brown_listening_to_shame?language=de, abgerufen am 10.07.2019.
36 Marianne Williamson: *Rückkehr zur Liebe,* S. 45.
37 Heike Mayer, ebd.
38 Ebd.
39 Ebd.
40 Online unter https://www.ted.com/talks/susan_pinker_the_secret_to_living_longer_may_be_your_social_life, abgerufen am 11.07.2019. Ein deutsches Skript des Auftritts von Susan Pinker wird nicht angeboten. Originalwortlaut des Zitats: »Urban priorities changed as we moved towards the industrial revolution because infectious disease became the risk of the day. But what about now? Now, social isolation is the public health risk of our time. Now, a third of the population says they have two or fewer people to lean on.« (02:25 min) Übersetzung Dr. Peter Schäfer.

41 Vgl. Ebd (07:20 min).
42 Vgl. Großbritannien hat künftig ein Ministerium für Einsamkeit, spiegel.de, veröffentlicht am 17.01.2018.
43 Claudia Weber: *Buddhistische Sutras,* S. 142.
44 Gail Mathews: Goals Research Summary, S. 2.
45 Vgl. hierzu Christopher Germer: *Der achtsame Weg zum Selbstmitgefühl,* S. 9.

Internetquellen

Berufsverband der Yogalehrenden in Deutschland e.V.: Yoga in Zahlen, online unter https://www.yoga.de/site/assets/files/2433/bdy_yoga_in_zahlen_2018-02-09.pdf, abgerufen am 05.07.2019.

Brigitte (keine Jahresangabe): Wer seinen »Seelenmuskel« trainiert, wird mutiger, online unter https://www.brigitte.de/gesund/gesundheit/weg-mit-der-angst-wer-seinen-seelenmuskel-trainiert-wird-mutiger-10717170.html, abgerufen am 04.07.2019.

Frobeen, Anne (2018): Wie Gehirn und Hormone die Stressreaktion steuern (2/4), online unter https://www.tk.de/techniker/magazin/life-balance/stress-bewaeltigen/gehirn-hormone-stress-2006900, abgerufen am 10.6.2019.

Hoyndorf, Stephan (2014): Yoga: Therapien profitieren von Yoga (Leserbrief), online unter https://www.aerzteblatt.de/archiv/154280/Yoga-Therapien-profitieren-von-Yoga, abgerufen am 04.07.2019.

Koch, Joachim (2014): Die positive Kraft des Yoga, online unter https://www.aerzteblatt.de/archiv/152826/Yoga-Die-positive-Kraft-des-Yoga, abgerufen am 05.07.2019.

Lungeninformationsdienst (2018): Atmung: Was passiert beim Atmen?, online unter https://www.lungeninformationsdienst.de/praevention/grundlagen-atmung/atmung-was-ist-das/index.html, abgerufen am 24.6.2019.

Mathews, Gail (keine Jahresangabe): Goals Research Summary, online unter https://www.dominican.edu/academics/lae/undergraduate-programs/psych/faculty/assets-gail-matthews/researchsummary2.pdf, abgerufen am 14.07.2019.

Mayer, Kurt-Martin (2019): Angst wird vererbt, online unter https://www.focus.de/magazin/archiv/wissen-angst-wird-vererbt_id_7989296.html, abgerufen 24.6.2019.

Meier, Susanne (2019): Verklebte Faszien – Ursache vieler Beschwerden, online unter https://www.zentrum-der-gesundheit.de/faszien-ia.html, abgerufen am 11.6.2019.

Meyer-Timpe, Ulrike (2016): Gebrauchsanweisung für ein Gefühl: Scham, online unter https://www.zeit.de/zeit-wissen/2016/06/gesellschaft-scham-verhalten-schuld, abgerufen am 20.6.2019.
Preuk, Monika (2017): 13 Anzeichen, dass Sie eine Angststörung haben, online unter https://www.focus.de/gesundheit/ratgeber/psychologie/krankheitenstoerungen/angststoerung-13-anzeichen_id_6393123.html, abgerufen am 11.6.2019.
Schäfer, Susanne (2011): Achtsam ist heilsam, online unter https://www.zeit.de/zeit-wissen/2012/01/Meditation-auf-Rezept/komplettansicht, abgerufen am 17.6.2019.
Spiegel (2018): Großbritannien hat künftig ein Ministerium für Einsamkeit, online unter https://www.spiegel.de/politik/ausland/grossbritannien-hat-kuenftig-ein-ministerium-fuer-einsamkeit-a-1188423.html, veröffentlicht am 17.01.2018.
The European Dana Alliance for the Brain: Neurobiologische Grundlagen von Stress (Institut für Biologie, Universität Magdeburg), online unter http://www.ibio.ovgu.de/ibio_media/pdf/lehrstuehle/zoologie_entwickl/hirnforschung/Stress_Gehirn.pdf, S. 1–6, abgerufen am 10.6.2019.
Welt (2011): Angst-Erfahrungen verändern Gehirne von Soldaten, welt.de, online unter https://www.welt.de/wissenschaft/article12257162/Angst-Erfahrungen-veraendern-Gehirne-von-Soldaten.html, abgerufen am 11.6.2019.
Wunderweib (2016): Wie dein »Seelenmuskel« deine Ängste beeinflussen kann, online unter https://www.wunderweib.de/wie-dein-seelenmuskel-deine-aengste-beeinflussen-kann-14582.html, abgerufen am 04.07.2019.

Literatur

Brück, Michael von (2011): Glück im Buddhismus, in: *Glück. Ein interdisziplinäres Handbuch*, hg. von Dieter Thomä u. a., Stuttgart u. a.: J. B. Metzler Verlag, S. 343–345.

Germer, Christopher (2015): *Der achtsame Weg zum Selbstmitgefühl.* Wie man sich von destruktiven Gedanken und Gefühlen befreit, Freiburg im Breisgau: Arbor Verlag.

Hell, Daniel (2018): *Lob der Scham. Nur wer sich achtet, kann sich schämen*, Gießen: Psychosozial-Verlag.

Levine, Peter A. (2016): *Trauma und Gedächtnis. Die Spuren unserer Erinnerung in Körper und Gehirn. Wie wir traumatische Erfahrungen verstehen und verarbeiten*, München: Kösel Verlag.

Lipton, Bruce H. (2012): *Intelligente Zellen. Wie Erfahrungen unsere Gene steuern*, Burgrain: KOHA Verlag.

Sartre, Jean-Paul (2000): *Über Geschlossene Gesellschaft*, S. 60–63, in: Ders.: *Geschlossene Gesellschaft. Stück in einem Akt*, Reinbeck bei Hamburg: Rowohlt Verlag.

Storch, Maja (2003): *Das Geheimnis kluger Entscheidungen. Von Bauchgefühl und Körpersignalen*, Zürich: Pendo Verlag.

Weber, Claudia (1999): *Buddhistische Sutras. Das Leben des Buddha in Quellentexten*, Kreuzlingen u. a.: Diederichs Verlag.

Weintraub, Amy (2003): *Yoga for Depression. A Compassionate Guide to Relieve Suffering Through Yoga*, Broadway Books.

Weintraub, Amy: (2012): *Yoga Skills for Therapists. Effective Practices for Mood Management*, W. W. Norton & Company.

Williamson, Marianne (1993): *Rückkehr zur Liebe. Harmonie, Lebenssinn und Glück durch »Ein Kurs in Wundern«*, München: Goldmann Verlag.

Bücher der Autorin

Yoga für dich und überall. 60 unglaublich nützliche Übungen für jedermann und jeden Tag, GRÄFE UND UNZER VERLAG

Yoga für die Seele, rororo

mit Ralph Skuban: *Loslassen. Yoga-Weisheiten für dich und überall*, Arkana Verlag

DVDs zur Yogatherapie von Ursula Karven

Yogatherapie 01: Schultern und Nacken
Yogatherapie 02: Unterer Rücken
Erschienen bei wellbewell

Register

Verzeichnis der Übungen